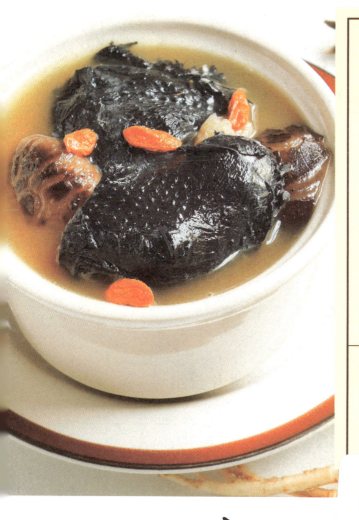

# 吃对是补 吃错是毒

家庭中药进补全指导

爱养生，用食疗 让健康从食物开始

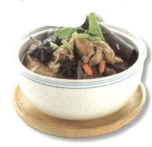

薛丽君 主编

江西科学技术出版社

·南昌·

## 图书在版编目（CIP）数据

吃对是补，吃错是毒：家庭中药进补全指导 / 薛丽君主编. -- 南昌：江西科学技术出版社，2018.7（2024.4重印）
ISBN 978-7-5390-5945-7

Ⅰ. ①吃… Ⅱ. ①薛… Ⅲ. ①中药材－食物疗法 Ⅳ. ①R282②R247.1

中国版本图书馆CIP数据核字（2018）第162201号

选题序号：ZK2018203
责任编辑：饶春垚

## 吃对是补，吃错是毒：家庭中药进补全指导
CHIDUI SHIBU, CHICUO SHIDU: JIATING ZHONGYAO JINBU QUANZHIDAO　　薛丽君　主编

| | |
|---|---|
| 摄影摄像 | 深圳市金版文化发展股份有限公司 |
| 选题策划 | 深圳市金版文化发展股份有限公司 |
| 出　　版 | 江西科学技术出版社 |
| 社　　址 | 南昌市蓼洲街2号附1号 |
| 发　　行 | 全国新华书店 |
| 印　　刷 | 涿州市荣升新创印刷有限公司 |
| 开　　本 | 710mm×1000mm　1/16 |
| 字　　数 | 240 千字 |
| 印　　张 | 10 |
| 版　　次 | 2019年1月第1版 |
| 印　　次 | 2024年4月第2次印刷 |
| 书　　号 | ISBN 978-7-5390-5945-7 |
| 定　　价 | 68.00元 |

赣版权登字：-03-2018-353
版权所有，侵权必究

（赣科版图书凡属印装错误，可向承印厂调换）

# CONTENTS 目录

## 第 1 章
### 没有天生的补药，也没有天生的毒药

- 010　一、认识补药
  - 010　1. 补的本质：以药的偏性纠正人体的偏性
  - 010　2. 了解药材的四性五味
  - 012　3. 用药有三"因"：因人、因时、因地
  - 013　4. 小心！补药误用是毒药
- 014　二、进补的原则
  - 014　1. 有虚才进补
  - 015　2. 进补先"开路"
  - 016　3. 虚啥补啥
  - 018　4. 先食补，后药补
- 019　三、补品补药的用法
  - 019　1. 直接嚼食
  - 019　2. 切片含化
  - 019　3. 研粉服用
  - 020　4. 熬制膏方
  - 020　5. 泡茶饮用
  - 020　6. 煎汁服用
  - 020　7. 浸泡药酒
  - 021　8. 制作糕饼
  - 021　9. 作馅食用
  - 021　10. 做羹食用
  - 021　11. 煮粥食用

## 第 2 章
### 八大类药材，吃对才算补

- 024　**化**
- 024　**白果**
  - 025　白果干贝大米粥
  - 025　白果薏米粥
- 026　**陈皮**
  - 027　陈皮白粥
  - 027　丹参红花陈皮饮
- 028　**藿香**
  - 029　藿香荷叶粥
  - 029　荷叶藿香饮
- 030　**砂仁**
  - 031　砂仁鲫鱼
  - 031　砂仁粥
- 032　**三七**
  - 033　西洋参三七茶
  - 033　决明子三七茶
- 034　**清**
- 034　**薄荷**
  - 035　薄荷甘草茶
  - 035　黄瓜薄荷饮
- 036　**菊花**
  - 037　菊花荷叶茶
  - 037　蜂蜜柠檬菊花茶

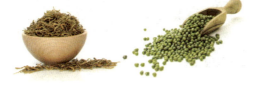
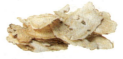

- 038 栀子
- 039 栀子莲心甘草茶
- 039 栀子红豆粥
- 040 金银花
- 041 菊花金银花粥
- 041 金银花蜂蜜茶
- 042 绿豆
- 043 绿豆豆浆
- 043 绿豆薏米粥

- 044 **调**
- 044 玫瑰花
- 045 荷叶玫瑰花茶
- 045 玫瑰花茶
- 046 当归
- 047 当归丹参粥
- 047 当归红花饮
- 048 益母草
- 049 益母草乌鸡汤
- 049 玫瑰益母草饮
- 050 艾叶
- 051 艾叶炒鸡蛋
- 051 艾叶鸡蛋汤
- 052 香附
- 053 玫瑰香附茶
- 053 山楂香附茶
- 054 甘草
- 055 麦冬甘草汤
- 055 甘草玉米须茶

- 056 **温**
- 056 干姜
- 057 陈皮姜汁玉米粥
- 057 桂花甘草姜茶
- 058 肉桂
- 059 肉桂茶
- 059 生姜肉桂炖猪肚
- 060 小茴香
- 061 茴香拌香菜
- 061 茴香籽马鲛鱼
- 062 丁香
- 063 丁香鸭
- 063 丁香多味鸡腿
- 064 花椒
- 065 花椒姜枣汤
- 065 花椒生姜粥
- 066 胡椒
- 067 芥菜胡椒猪肚汤
- 067 芥菜胡椒淡菜汤

- 068 **补**
- 068 鹿茸
- 069 鹿茸蒸蛋羹
- 069 鹿茸竹笋烧虾仁
- 070 杜仲
- 071 夏枯草杜仲茶
- 071 杜仲枸杞骨头汤
- 072 人参
- 073 人参红枣茶
- 073 人参滋补汤

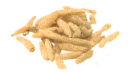
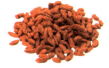
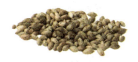

- 074 **西洋参**
- 075 西洋参枸杞汤
- 075 西洋参糙米粥
- 076 **熟地黄**
- 077 熟地黄猪肝汤
- 077 熟地炖甲鱼
- 078 **枸杞子**
- 079 莲子枸杞子汤
- 079 枸杞五味子饮
- 080 **阿胶**
- 081 桂圆阿胶红枣粥
- 081 阿胶乌鸡汤
- 082 **百合**
- 083 淮山百合薏米汤
- 083 润肺百合蒸雪梨
- 084 **麦冬**
- 085 麦冬鸡蛋茶
- 085 麦冬瘦肉汤

- 086 **祛**
- 086 **防风**
- 087 党参防风枸杞茶
- 087 熟地防风茶
- 088 **白芷**
- 089 菊花白芷茶
- 089 玉竹白芷润肺汤
- 090 **苍术**
- 091 苍术冬瓜猪胰汤
- 091 苍术炖猪肚
- 092 **独活**
- 093 独活煮鸡蛋
- 093 独活枸杞甘草茶

- 094 **通**
- 094 **丹参**
- 095 银花丹参饮
- 095 丹参桃仁蜂蜜饮
- 096 **苍耳子**
- 097 苍耳子蜂蜜茶
- 097 苍耳子金银花茶
- 098 **番泻叶**
- 099 番泻叶茶
- 099 番泻叶罗汉果茶
- 100 **松子仁**
- 101 松子仁粥
- 101 松子玉米仁
- 102 **通草**
- 103 通草奶
- 103 通草车前子茶

- 104 **收**
- 104 **芡实**
- 105 芡实核桃糊
- 105 芡实炖老鸭
- 106 **莲子**
- 107 莲子芡实饭
- 107 银耳莲子糖水
- 108 **五味子**
- 109 五味子炖猪肝
- 109 五味子鲫鱼汤
- 110 **山茱萸**
- 111 山茱萸五味子茶

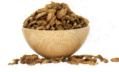
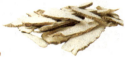
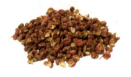

111　山茱萸粥
112　浮小麦
113　浮小麦猪心汤
113　浮小麦茶

114　乌梅
115　乌梅红枣茶
115　乌梅麦芽茶

# 第 3 章
## 中成药也是药，选对了再吃

118　一、中成药必备常识
118　1. 何为中成药
118　2. 中成药的常用剂型
119　3. 正确阅读中成药的说明书
120　4. 使用中成药的注意事项
121　5. 中成药的正确服用时间
122　二、常用补益类中成药
122　六味地黄丸
123　金匮肾气丸
124　补中益气丸
125　人参归脾丸
126　八珍丸
127　附子理中丸
128　生脉饮
129　养阴清肺丸
130　三、常用对症中成药
130　1. 消化系统疾病的中成药
130　胃苏颗粒
131　三九胃泰颗粒

131　胆石通胶囊
131　胃炎康胶囊
132　消炎利胆片
132　健脾消食丸
132　牛黄解毒丸
133　麻仁润肠丸
133　人参健脾丸
133　香砂养胃丸
134　2. 呼吸系统疾病的中成药
134　风寒感冒颗粒
135　感冒清热颗粒
135　感冒退热颗粒
135　风热感冒颗粒
136　复方甘草片
136　急支糖浆
136　双黄连口服液
137　桂龙咳喘灵
137　黄氏响声丸
137　川贝枇杷糖浆

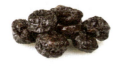
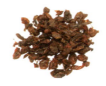

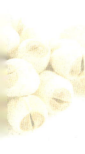

| | | | |
|---|---|---|---|
| 138 | 3. 五官科疾病的中成药 | 149 | 消肿片 |
| 138 | 鼻渊舒口服液 | 150 | 腰痛宁胶囊 |
| 139 | 鼻炎康片 | 150 | 七厘胶囊 |
| 139 | 障眼明片 | 150 | 跌打丸 |
| 139 | 耳聋丸 | 151 | 活血应痛丸 |
| 140 | 4. 皮肤科疾病的中成药 | 151 | 麝香镇痛膏 |
| 140 | 皮肤病血毒丸 | 151 | 跌打活血散 |
| 141 | 乌蛇止痒丸 | 152 | 8. 妇产科疾病的中成药 |
| 141 | 湿毒清胶囊 | 152 | 妇科千金片 |
| 141 | 复方珍珠暗疮片 | 153 | 乳块消片 |
| 142 | 5. 泌尿系统疾病的中成药 | 153 | 女宝胶囊 |
| 142 | 尿感宁颗粒 | 153 | 更年舒片 |
| 143 | 复方金钱草颗粒 | 154 | 抗宫炎片 |
| 143 | 排石颗粒 | 154 | 益母草颗粒 |
| 143 | 肾宝口服液 | 154 | 产妇康颗粒 |
| 144 | 前列通片 | 155 | 乳癖消片 |
| 144 | 石淋通片 | 155 | 孕康口服液 |
| 144 | 前列康片 | 155 | 乌鸡白凤丸 |
| 145 | 五淋化石丸 | 156 | 9. 心脑血管疾病的中成药 |
| 145 | 百令胶囊 | 156 | 参芍片 |
| 145 | 金水宝胶囊 | 157 | 冠脉宁片 |
| 146 | 6. 儿科疾病的中成药 | 157 | 心血康胶囊 |
| 146 | 小儿感冒颗粒 | 157 | 血栓心脉宁胶囊 |
| 147 | 龙牡壮骨颗粒 | 158 | 10. 内分泌及代谢系统疾病的中成药 |
| 147 | 小儿七星茶 | 158 | 甲亢灵片 |
| 147 | 儿康宁糖浆 | 159 | 降糖舒胶囊 |
| 148 | 7. 外伤科疾病的中成药 | 159 | 玉泉丸 |
| 148 | 三七伤药片 | 159 | 消渴丸 |
| 149 | 红药片 | 160 | 消渴平片 |
| 149 | 骨仙片 | 160 | 抑亢片 |
| | | 160 | 愈三消胶囊 |

# 第 1 章

# 没有天生的补药，也没有天生的毒药

"补药"一词源于中国医学，严格地讲，"补药"有"补药"和"补品"之分。前者是指补益气血阴阳，增强正气，治疗虚症的药品；后者是指具有一定药疗作用的营养保健食品。事实上，进补需要因时、因地、因人而适当调整，补药并不是对任何人都适合。所以我们说，没有天生的补药。

"毒药"，一般是指对人体有害，足以致残或致死的药物。但历史上许多医学大家往往能通过合理地利用毒性药物来达到祛病排毒的目的。所以，我们又可以说，没有天生的毒药。

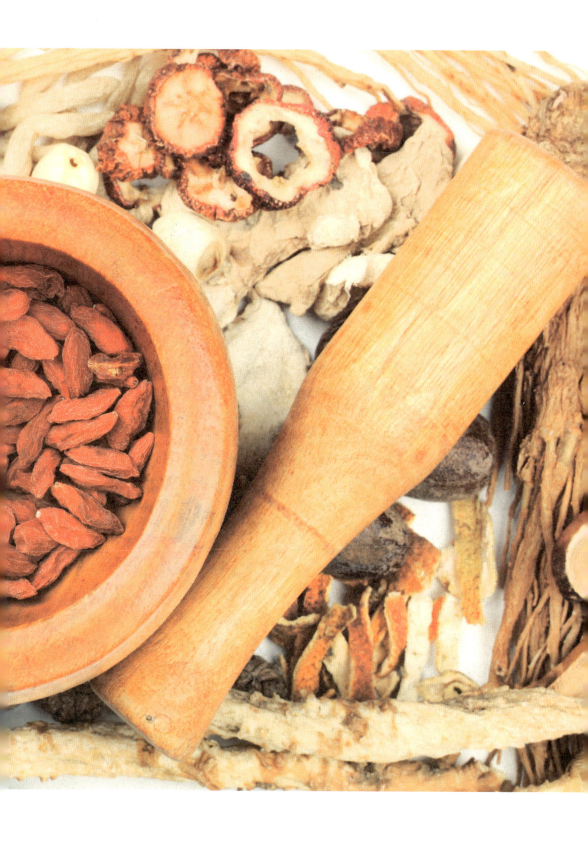

# 一 认识补药

补药是中国医学概念下的产物,通常将对人体有益、无毒副作用的中药材或者中成药称之为补药。对补药的认识很多人都存在着片面性,导致进补没有章法,最终达不到进补的效果。

## 1. 补的本质:以药的偏性纠正人体的偏性

身体亚健康或疾病的发生都是由于脏腑功能失去协调,阴阳气血偏盛偏衰所致。补药或药品的作用就是纠正人体气血阴阳的偏盛偏衰,恢复脏腑功能的协调一致,从而使机体痊愈康复。

进补药物的性质要根据身体的偏性决定,以偏纠偏是补药调理身体的本质所在。药物的偏性是指药物调理或治疗疾病的多种性质和作用,包括性味、归经、升降浮沉及有毒、无毒等。我们只有选择合适的、对纠正身体偏性有益的药物才有益于身体的康复。

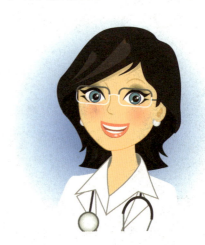

## 2. 了解药材的四性五味

**四性** 四性又称为"四气",即温、热、寒、凉。温性和热性中药材一般都具有温里散寒的特性,适用于寒性病症。寒性和凉性药材多具有清热、泻火、解毒的作用,适用于热性病症。"四性"外,还有性质平和的"平性"。

温热性质的中药包含了"温"和"热"两性,从属性上来讲,都是阳性的。温热性质的药材有抵御寒冷、温中补虚、暖胃的功效,可以消除或减轻寒证,适合体质偏寒,如怕冷、手脚冰冷、喜欢热饮的人食用。典型中药材有黄芪、五味子、当归、何首乌、大枣、桂圆肉、鸡血藤、鹿茸、杜仲、肉苁蓉、淫羊藿、锁阳、肉桂、补骨脂等。

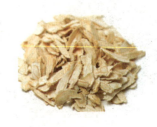

寒凉性质的中药包含了"寒"和"凉"两性，从属性上来讲，都是阴性的。寒凉性质的药材和食物均有清热、泻火、解暑、解毒的功效，能解除或减轻热证，适合体质偏热，如易口渴、喜冷饮、怕热、小便黄、易便秘的人，或一般人在夏季食用。如金银花可治热毒疔疮，夏季食用西瓜可解口渴、利尿等。寒与凉只在程度上有差异，凉次于寒。典型中药材有金银花、石膏、知母、黄连、黄芩、栀子、菊花、桑叶、板蓝根、蒲公英、鱼腥草、淡竹叶、马齿苋、葛根等。

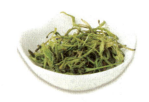

## 五味

"五味"的本义是指药物和食物的真实滋味。辛、甘、酸、苦、咸是五种最基本的滋味。此外，还有淡味、涩味。由于长期以来将涩附于酸，淡附于甘，以合五行配属关系，故习称"五味"。

"酸"能收敛固涩、帮助消化、改善腹泻。多食易伤筋骨，感冒者勿食。典型中药材有乌梅、五倍子、五味子、山楂、山茱萸等。

"苦"能清热泻火、降火气、解毒、除烦、通泄大便，还能治疗咳喘、呕恶等。多食易致消化不良、便秘、干咳等，体热者不宜多食。典型中药材有黄连、白果、杏仁、大黄、枇杷叶、黄芩、厚朴、白芍、青果等。

"甘"能滋补、和中、缓急。多食易发胖、伤齿，上腹胀闷、糖尿病患者应少食。典型中药材有人参、甘草、红枣、黄芪、山药、薏米、熟地等。

"辛"发散风寒、行气活血，治疗风寒表征，如感冒发烧、头痛身重等。辛散热燥，食用过多易耗费体力，损伤津液，从而导致便秘、火气过大、痔疮等；阴虚火旺者忌用。典型中药材有薄荷、木香、川芎、茴香、紫苏、白芷等。

"咸"泻下通便、软坚散结、消肿，用于大便干结，还可消除肿瘤、结核等。多食易致血压升高、血液凝滞，心脏血管疾病、中风患者忌食。典型中药材有芒硝、鳖甲、牡蛎、龙骨、决明子、玉米须等。

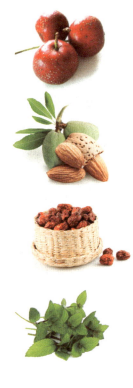

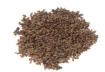

## 3. 用药有三"因"：因人、因时、因地

**因人**

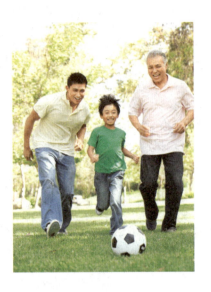

人的年龄不同，其生理状况有明显的差异。人体的结构、机能和代谢随着年龄增长而改变，选择进补药材要区别对待。

小儿体质娇嫩，用药不宜大寒大热；少年儿童的生理特点是生机旺盛，脏腑娇嫩，用药应少温补，注意多样化，富有营养，易于消化，且尤其应注意时时呵护脾胃，以补后天之本；中年人脏腑功能旺盛，各器官组织都处于鼎盛时期，通过补养不但能强壮身体，也可防治早衰，宜选择具有补肾、健脾、舒肝的药材；老人多肝肾不足，用药不宜温燥；孕妇恐动胎气，不宜用活血滑利之品。这些都应在进补时特别注意。

**因时**

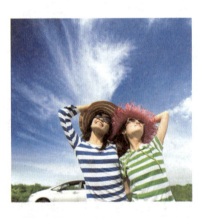

中医认为，人与日月相应，人的脏腑气血的运行和自然界的气候变化密切相关。"用寒远寒，用热远热"，意思就是说在采用性质寒凉的药物时，应避开寒冷的冬天，而采用性质温热的药物时，应避开炎热的夏天。

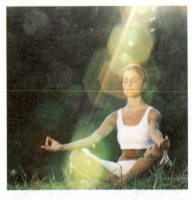

四季气候变化，对人体生理、病理变化均产生一定的影响，在选药时必须注意。如长夏阳热下降，纲蕴熏蒸，水气上腾，湿气充斥，为一年之中湿气最盛的季节，故在此季节中，感受湿邪者较多。湿为阴邪，其性趋下，重浊黏滞，容易阻遏气机，损伤阳气。故选用清热解暑药材为宜。冬天气温较低，或由于气温骤降，人们不注意防寒保暖，就易感受寒邪，容易损伤阳气。所谓"阴盛则阳病"就是阴寒偏盛，阳气损伤，或失去正常的温煦气化作用，故出现一系列机能减退的症状，如恶寒、肢体欠温、脘腹冷痛等。此外寒性收引凝滞，侵袭人体易使气体收敛牵引作痛。故选用温阳、活血药材为宜。

**因地** 不同的地区,气候条件、生活习惯均有一定差异,人体生理活动和病理变化也会不同。有的地方气候潮湿,此地的人们饮食多温燥辛辣;有的地方天气寒冷,此地的人们饮食多热而滋腻。在进补时也应遵循同样的道理。例如:同是温里回阳药膳,在西北严寒地区,药量宜重,在东南温热地区,药量就宜轻。

上述用药的三个因素,是密切联系不可分割的。"辨证施药"主要辨明症候,而因地、因时、因人用药,强调既要看到人的体质、性别、年龄的不同,又要注意地理和气候的差异,把人体和自然环境、地理气候结合起来,进行全面分析。

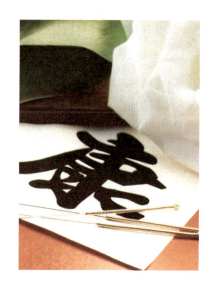

## 4. 小心!补药误用是毒药

进补,不能不分青红皂白地胡乱吃药,必须因人、因时、因地,并在中医理论的指导下进行,否则不但无益,反而有害。比如人参、鹿茸一直被认为是祛病延年的灵丹妙药,不少人即使无病也常服用。实际上,它们有温补阳气的作用,对气虚阳虚患者比较适合,而阴虚火旺或阳气亢盛的患者,服用后可造成鼻出血,月经量多,甚至崩漏。

"有虚才补"是进补的基本原则,但在进补时要对虚弱症状仔细观察,全面分析,辨别出虚证的性质(气、血、阴、阳)和发病的部位(心、肺、脾、肝、肾等)、疾病的趋势,最后制定相应的进补方法。

每一种虚证都有针对性的补方补药。如果不对证,就会无效无益,还可能有毒副作用。所以,如何根据每个人的身体体质和机能状况进补、调理,服用哪一类补品更为合适、收效更大,要在中医辨证后科学选择。

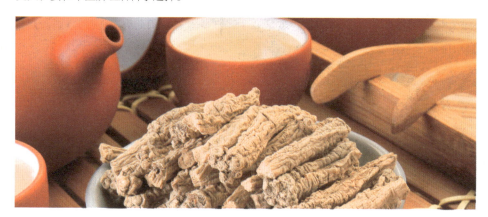

# 二 进补的原则

自古以来,我们将进补大补之品作为养生保健、延年益寿的常用之法。有的人会寻求名医,让他们来指导自己进补;有的人则会运用自己所掌握的医学知识自行调补。事实上,大多数人选择的是自行调补。鉴于此,掌握进补的原则显得尤为重要。

## 1. 有虚才进补

中医防治疾病,讲究虚实阴阳。虚则补之,实则泻之,把失去平衡的阴阳调整到相对平衡的状态,也就有了健康。

虚是相对于实而言,虚证与实证是两组相反的病证。虚是正气不足,抗病力弱,所表现的多是虚损不足;实是邪气过盛,致病因子起主导作用,所表现的多是病邪盛实。虚损不足所出现的病症叫作虚证,病邪盛实所出现的病症叫作实证。

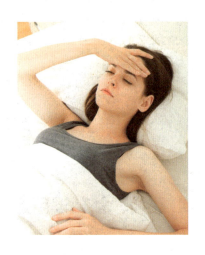

**虚证**

《黄帝内经》记载:"精气夺则虚。"说明虚的根本原因是精气的不足。那么,导致精气不足的原因有哪些呢?

① 体质素弱,先天不足,后天失养,影响到人的健康;
② 疾病引起,直接的原因是出血、失精、大汗导致体虚,也有因为久病导致的正气损伤,引起体虚。

◎ **虚证的主要表现**

面色苍白或萎黄、精神萎靡、神疲乏力、心悸气短、形寒肢冷或五心烦热、自汗盗汗、大便溏泻、小便频数失禁、舌少苔或无苔、脉虚无力。

对虚证进行分类,又有气、血、阴、阳的不足,分别为气虚、血虚、阴虚和阳虚。由于脏腑功能的不足会造成相应脏腑的虚证,又有肺气虚、心血虚、肝阴虚、脾气虚、肾阳虚的不同。

◎ **判断是虚证还是实证可以从三方面入手**

1. 从发病时间分析,新病、初病或病程短者多属实证,旧病、久病或病程长的多属虚证;

2. 从引起疾病的原因分析,外感的多属实证,内伤的多属虚证;

3. 从个体体质情况来看,年轻体壮者多属实证,年老体弱者多属虚证。

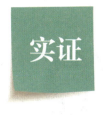

## 实证

《黄帝内经》在讲述实证时，强调的是"邪气盛则实"，认为形成实证的根本原因是邪气的强盛。造成邪气强盛的原因有两个：

① 虽然患者体质强壮，但由于强大的外邪侵袭而得病；
② 由于脏腑气血功能障碍引起体内的某些病理产物，如气滞血瘀、痰饮水湿凝聚、虫积、食滞等。

实证由于病邪的性质及其侵犯的脏腑不同而出现不同的证候，往往处于正邪相争的激烈阶段。主要病症有高热、面红、烦躁、谵妄、声高气粗、腹胀疼痛而拒按、痰涎壅盛、大便秘结、小便不利，或有瘀血肿块、水肿、食滞、虫积等。

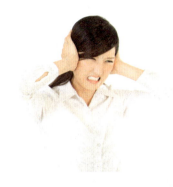

对付实证的方法是泻实攻邪，此时补益并不能取效，还会火上浇油，使病证加重。正确的对策是根据不同的病证采用泻火、通便、逐水、祛痰、理气、活血化瘀、消导和驱虫等相应的方法祛除病邪，使邪气去，正气得以保存，机体才能恢复健康。

## 2. 进补先"开路"

我们知道，中医一直将进补作为调养虚弱体质、改善疾病症状的重要手段。每到冬令时节，药店里的补品销量往往呈现直线上升的趋势。拥有一定中医知识的患者还会在家自制补品食用，以此改善身体的不适。

但是，在这里需要提醒大家的是：即使自己找到了适合的补品，也不能马上进补。必须先观察自己是否需要先服用"开路方"，将肠胃调养好后再进补，这样进补的效果将事半功倍。

开路方是普通的中药汤剂，是中医师开进补品之前的投石问路，主要是针对首次吃膏方者或肠胃功能欠佳者。患者通过服用开路方可以让身体先行适应补品。对于肠胃不好的人，服用开路方后，可以使肠胃中的湿热得到清除，恢复肠胃的健康功能。

对于一些腹腔闷胀、舌苔厚腻、消化不良、经常腹泻者，若直接服用滋补品会得不偿失。可用陈皮、半夏、茯苓、白术、厚朴、神曲、山楂等健脾化湿之品"开路"。对于体内有宿疾、旧瘀及痰湿等旧患的人，在进补之前要清除旧患，防止闭门留寇。此外，对于一些体质过虚者未经"开路"，也易出现虚不受补的现象。这种情况的患者可用平补、清补之品，如生地、天冬、麦冬、石斛等药材缓慢调补。

## 3. 虚啥补啥

中医将体质虚弱称体虚，把慢性疾病的虚弱称虚证，并将虚弱分为气虚、血虚、阴虚、阳虚四种类型。中医学历来主张"针对虚弱性的病证采用补益方药进行治疗"的原则，因此根据以上四种体虚情况，可选择相应的补气、补血、滋阴、壮阳的中药材进行调养，以达到强身健体的目的。

需要注意的是，体虚是机体某些功能有所减退，不一定患病，即西医所称之"亚健康"。如不及时进行补养、调节和调理，病情进一步加重会对健康不利。

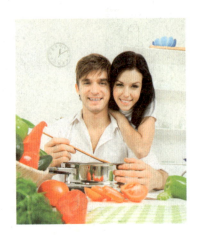

### 气虚

在中医基础理论中，气的主要生理功能包括推动、温煦、防御、固摄、气化、营养这六个方面。其中以推动作用最为重要，因为人体脏腑经络的生理功能、生长发育、血液的循环、津液的输布等都依靠气的激发和推动。

◎ 气虚的主要表现有

面色萎黄，全身疲倦乏力，少气懒言，声音低沉，动则气短，易出汗，头晕心悸，食欲缺乏，虚热，自汗，脱肛，子宫下垂，舌淡而胖，舌边有齿痕，脉弱等。

◎ 常用的补气药材和食材

常用的补气药材和食材有人参、党参、黄芪、山药、百合、莲子、大枣、牛肉、鸡肉、猪肉、鲫鱼、虾等。

气虚体质要少吃的食物有山楂、紫苏叶、薄荷、生萝卜、荞麦、柚子、金橘等。

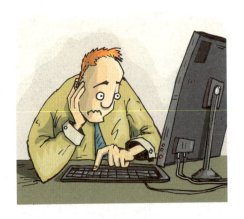
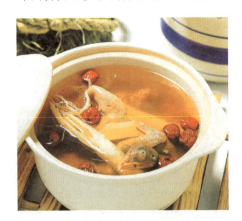

## 血虚

血液对人体有着极其重要的滋养作用,因其承担着将营养成分和氧气运送到身体各个脏腑的任务,以确保各组织器官的运作能有序进行。若血亏损会导致身体的各种不适,会影响日常生活。

◎ 血虚的主要表现

面色淡白或萎黄,嘴唇、眼睑、指甲色淡,心悸多梦,手足发麻,舌质淡,脉细数等;血虚妇女经血量少且色淡、月经周期延长或者是闭经等。

◎ 常用的补血药材和食材

常用的补血药材和食材有当归、阿胶、熟地黄、乌鸡、猪肝、黑芝麻、龙眼肉、红糖等。血虚体质要少吃的食物有荸荠、大蒜、海藻、菊花等。

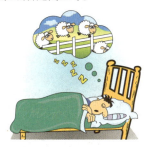
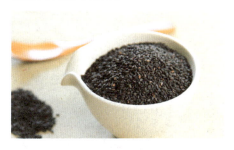

## 阴虚

津液在人体属阴,是人体的生命源泉,是脏腑功能活动的物质基础,它濡润着各脏腑组织器官。饮食不当、劳神过度等原因都会耗损阴津。津液不足,机体就会失去濡润滋养物质,各个脏器就出现阴虚症状。

◎ 阴虚的主要表现

怕热,易怒,口干咽痛,大便干燥,小便短赤或黄,舌少津液,盗汗,腰酸背痛,梦遗滑精,舌质红,苔薄或光剥,脉细数等。

◎ 常用的滋阴药材和食材

常用的滋补药材和食材有生地、麦冬、银耳、龟肉等。阴虚体质要少吃的食物有大蒜、辣椒、生姜、肉桂、狗肉、羊肉等。

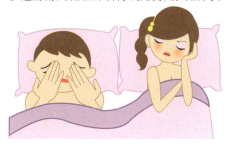
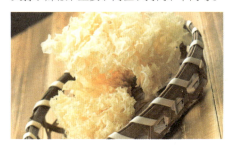

## 阳虚

阳气具有温煦作用，若人体阳气缺乏，脏腑功能会变得衰弱。其中，脾阳虚是阳虚中最常见的类型。中医理论认为"肾阳为人身阳气之根本"，因此，若肾脏耗损的阳气得到补充，人体脏腑功能就更具活力，气血充足，运行有序，就能健康长寿。

### ◎ 阳虚的主要表现

畏寒怕冷、四肢不温；完谷不化；精神不振；舌淡而胖，或有齿痕；脉象沉细、心神不宁、头晕目眩、食欲缺乏、腰膝酸软、声低懒言，男性遗精，女性白带清稀等。

### ◎ 常用的壮阳药材和食材

常用的温补药材和食材有冬虫夏草、鹿茸、肉苁蓉、菟丝子、杜仲、海参、鳗鱼、虾、韭菜、牛肉、羊肉等。阳虚体质要少吃的食物有鸭肉、甜瓜、柿子、香蕉、西瓜、田螺、紫菜、冬瓜等。

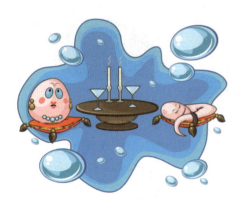
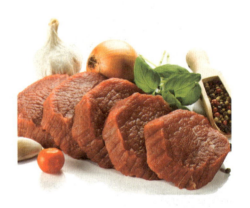

## 4. 先食补，后药补

体质虚弱就要采取进补的方式进行调养，进补有食补，也有药补。

药王孙思邈在《千金要方》中提到："食能排邪而安脏腑，悦神爽志以资血气。""夫为医者，当须先洞晓病源，知其所犯，以食治之。食疗不愈，然后命药。"

由此可见，食疗是较为温和的调养方式。因为，食材本身具有天然的养生功能，不同的食材有相应的性味归经，日常饮食中有针对性地食用，其不同的气与味会自动进入各自对应的脏腑，从而达到排除相关脏腑的病邪的目的。例如：黑芝麻性平，味甘，归肝、肺、肾经，即食用黑芝麻能有助于滋补肝肾，具有明目、生津润肠、润肤护发等功效。

# 三 补品补药的用法

每一种补品补药都有其食用法则。量的多少、服用的时间与食用的方式等都是食用前要考虑的因素，盲目食用，有时不仅不能让食物、药物的功效得到发挥，反而破坏了身体原有的平衡。因此用于调养体质的补品补药，要结合个人情况选用，吃对才有效。

## 1. 直接嚼食

直接嚼食是最为便捷的食用方法。只要取用适当补品补药的量，放入口中嚼烂后咽下即可。常见的可直接嚼食的药材有人参、党参、西洋参、黄精、熟地黄、桑葚等。注意口腔溃疡、牙龈出血等患者不宜采用此服用方法。

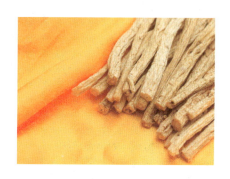

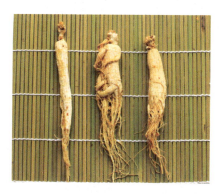

## 2. 切片含化

切片含化是较为常用的服用方法之一。家庭中一般购买完整的药材再自行加工，如服西洋参，可将西洋参放在砂锅内用水蒸一下，软化后再切成薄片，放在干净的小瓶内，最好在每日早饭前和晚饭后含服，细细咀嚼咽下，每次口含一片，每天用量2～4克。可采用切片含化方式服用的药材有人参、西洋参、阿胶等。

## 3. 研粉服用

研粉服用是将所用补品补药加工成粉末，再按需服用。有些配方会选取多种药材，同时研粉后食用。若一次性研磨的药粉过多，可将其存放至空心胶囊中，以保存药性。服用时还需配合养胃、补肾等不同的要求，选用开水、米汤、黄酒等不同的汁液同服，以帮助送服或调和补益粉末。常见的粉末状服用的药材有珍珠粉、山药粉等。

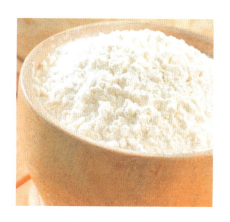

## 4. 熬制膏方

熬制膏方是根据不同体质需求选取药材,经浓煎后掺入相关辅料而制成的一种稠厚状半流质或冻状剂型的方式。膏方以滋补为主,多含补益气血阴阳的药物,如阿胶膏能养血止血、滋阴润肺。为了避免服用膏方影响脾胃运化,熬制时一般还会加入陈皮、砂仁等健脾药材,以加强营养吸收。

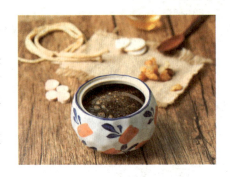

## 5. 泡茶饮用

泡茶是较为直接便捷的进补方法,只要将准备好的补药放进杯中,冲入沸水,待其有效成分析出后饮用即可起到补益的作用。人参、大枣、枸杞子等是较为常用的冲泡药材。清热、降压、助消化、提神醒脑、舒缓疲劳、防癌抗癌、消炎抗菌、美容养颜等都是药茶所具备的养生功效。

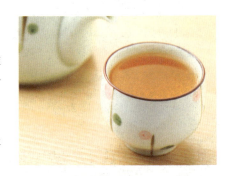

## 6. 煎汁服用

煎汁就是熬制药汤。煎制中药所需的水量要视药量多少而定。煎之前先加水浸透,一般泡上30分钟左右。熬制过程中要注意火候,宜先用武火(大火),待其沸腾后转用文火(小火),要避免药液外溢及过快熬干。煎药时不宜频繁打开锅盖,尽量做好密封工作,减少有益成分的挥发外溢。

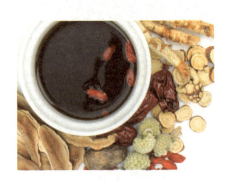

## 7. 浸泡药酒

大多数人对药酒并不陌生,因为许多家庭都会自行制作药酒。田七、黄芪、当归等都是常用的浸泡药酒的药材。药酒的浸泡方法简单,选用干净、干燥的药物,放置在非金属性的容器中,加盖密封,每天摇动1次,1个月左右药物的药性就会析出,待酒色变得浓郁,即可饮用。

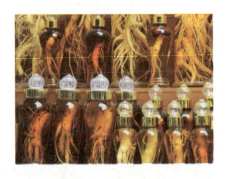

## 8. 制作糕饼

将补品补药制作成糕饼，既能达到补益的效果又不缺风味。只需将药物与面粉或米粉搭配烹制即成。制作时将所需的补品补药加工成补品粉末、药粉或药汁，调入适量的水，拌好后揉捏成块，用蒸或烤的方式烧出糕或饼即为功效极佳的主食或点心。

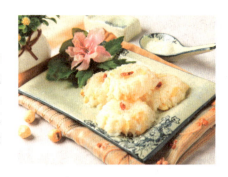

## 9. 作馅食用

用作馅料的补品补药一般有鲜品和干品两大类，鲜品像肉类食物、大枣、龙眼肉、枸杞子、鲜百合等可直接捣烂成泥状；干品像莲子、薏苡仁、党参、干山药等可先研磨成粉，再加水炖熟拌成泥。制作时调入糖或盐，营养材料即可化身风味各异的饺子、馄饨等食品的馅料。

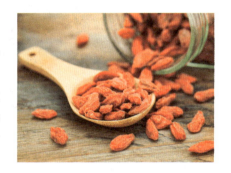

## 10. 做羹食用

日常调养中，将补品补药熬制成羹类食用颇受女性的喜欢。莲子、银耳、枸杞子、薏苡仁、人参、鸡肉、羊肉等都是做羹的佳品，加入适宜的水烧制至汤汁浓稠后加入调料拌匀即可享用。

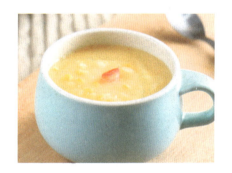

## 11. 煮粥食用

粥易于消化，对脾胃功能不佳者具有滋养作用。煮制时加入山药、大枣、薏苡仁、龙眼肉等有益的食材，食用时其营养就更容易被吸收，长期食用，有助于润肺益脾、滋养营血，从而改善体质。

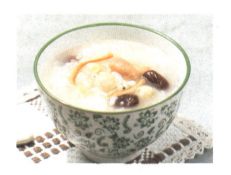

# 第 2 章

# 八大类药材，吃对才算补

每到深秋入冬时节，很多人开始琢磨着如何给自己或家人补补身体。他们大都会自己买些药材，运用自己掌握的一些养生理论来进行调补。殊不知这样做存在着一定的风险，纵然大家买的药材都比较温和，没有毒性，但如果药材之性不符合自身体质，往往适得其反。

本章将生活中常见的药材进行分类，并且着重介绍它们的偏性和作用，教大家如何吃对，如何避免吃错，以此规避大家的不合理进补。

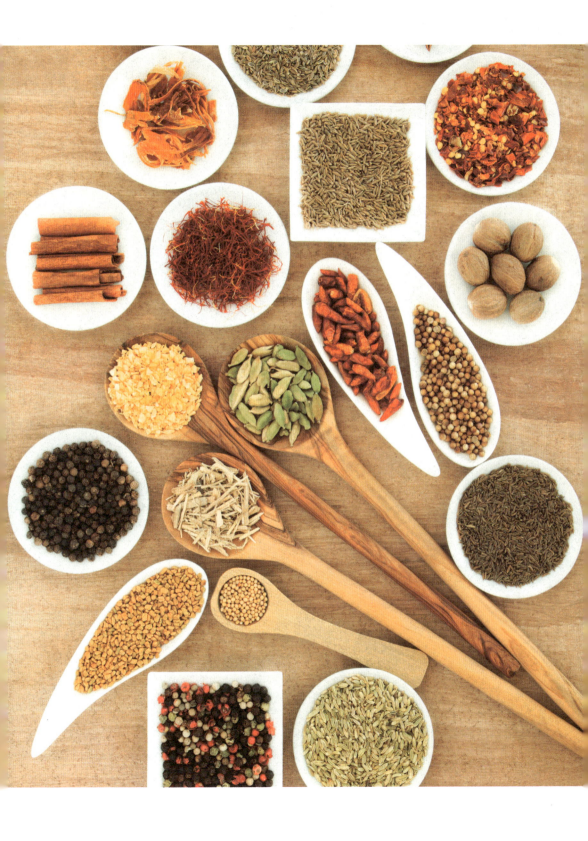

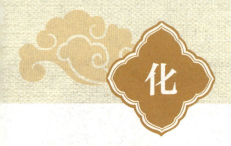

——止咳化痰、消食化积、芳香化湿、活血化瘀

# 白果

【基本信息】

白果是植物银杏的成熟种子，一般在秋季种子成熟时采收，除去肉质外种皮、洗净、稍蒸或略煮后烘干。用时打碎取种仁，生用或炒用。

【性味归经】

性平，味甘、苦。归肺经。

【功效关键词】

化痰 敛肺 定喘

【用法用量】

炒食、做糕点、煮粥、煲汤、煎汁，5～10克/次。

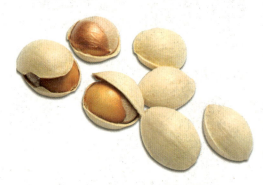

### ★ 如何吃对

1. 寒喘。为哮喘病的主要类型，症见呼吸急促、烦躁不安、畏寒背冷、喷嚏频频、流涕不止、痰液清稀或带泡沫。轻症者可取白果、杏仁泡茶饮。

2. 虚喘。多因肺肾两虚所致，症见静息气喘，动则更甚，呼多吸少，气不得续，伴有怕冷、腰膝酸软。轻症者可搭配五味子、胡桃肉等以敛肺平喘。

3. 遗尿。治疗可用白果搭配熟地、山茱萸、覆盆子等有补肾固涩作用的中药材煎汁服用。

### ★ 何为吃错

1. 白果含有少量氰化物，不可长期、大量生食、炒食或煮食，以免中毒。儿童食用更应注意用量。

2. 白果中的绿色胚芽毒性强，食用时要除掉；新鲜的白果，需要先去除外壳。

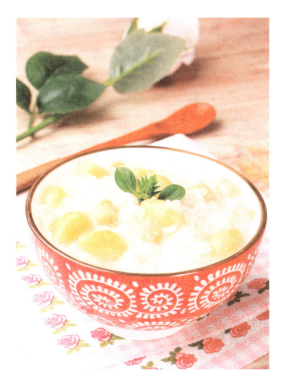

## 白果干贝大米粥

功效 / 温肺益气,滋阴补肾,和胃调中。

**材料**

白果 40 克,水发干贝 55 克,水发大米 120 克,盐、鸡粉各 2 克

**做法**

1. 取出砂锅,注水,倒入泡好的大米、干贝、白果,拌匀。
2. 加盖,大火煮开后转小火续煮 35 分钟至熟软。
3. 加入盐、鸡粉,搅拌调味,稍煮片刻至入味后关火,盛出煮好的粥,装碗即可。

## 白果薏米粥

功效 / 利水消肿,健脾去湿,美白肌肤。

**材料**

水发薏米 80 克,水发大米 80 克,白果 30 克,枸杞 3 克,盐 3 克

**做法**

1. 砂锅中注水烧开,倒入薏米、大米,拌匀,煮 30 分钟至米熟软。
2. 再放入白果、枸杞,拌匀,续煮 10 分钟至食材熟软。
3. 加入盐,搅拌至入味,将煮好的粥盛出,装入碗中即可。

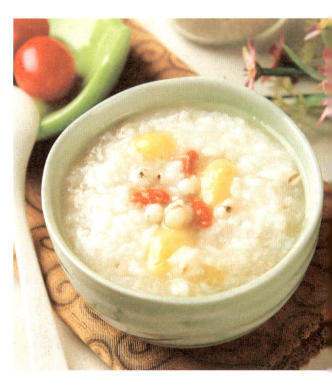

# 陈皮

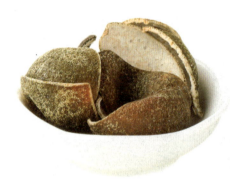

**【基本信息】**

陈皮是植物橘及其栽培变种的成熟干燥果皮。秋末冬初当果实成熟时采收果皮,再晒干或低温干燥而成,以存放陈久者效果更佳,故称陈皮。

**【性味归经】**

性温,味辛、苦。归脾、肺经。

**【功效关键词】**

化痰 健脾

**【用法用量】**

煎服、泡茶、煮粥、制作"九制陈皮",3~9克/次。

## ★ 如何吃对

1. 湿痰咳嗽。症见咳声重浊、咳嗽痰多、痰白清稀、食欲缺乏、困倦乏力。可取陈皮3克,茯苓5克,泡茶饮用。

2. 寒痰咳嗽。症见咳嗽频作、痰色白稀薄、塞鼻不通、喷嚏流清涕、全身酸痛。可取陈皮3克,干姜5克,煎汤服用。

3. 脾虚气滞证。表现为食欲缺乏、恶心呕吐、排便困难,伴全身乏力、气短懒言、面白神疲等。常与人参、白术、茯苓等配伍服用。

## ★ 何为吃错

1. 气虚、阴虚燥咳者不宜服用陈皮;吐血症患者慎服,且不适合单味使用。

2. 陈皮气味芳香,在日常生活中,也常被用来作为泡茶的材料,但不宜长时间饮用大量的陈皮茶饮,以免损伤元气。

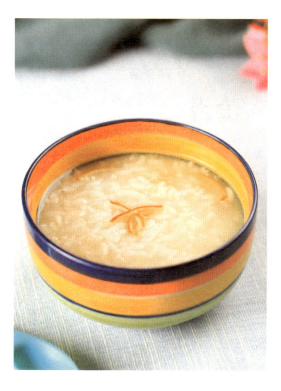

## 陈皮白粥

功效 / 养气补血,健脾养胃,增强免疫力。

### 材料
水发大米200克,水发陈皮丝5克,盐2克,鸡粉3克

### 做法
1. 砂锅中注水烧开,倒入洗净的大米,盖上盖,煮10分钟。
2. 揭盖,放入备好的陈皮,拌匀。
3. 盖上盖,续煮30分钟至食材熟软。盛出煮好的粥,装入碗中即可。

## 丹参红花陈皮饮

功效 / 理气降逆,开胃消食,清热化痰。

### 材料
陈皮2克,红花、丹参各5克

### 做法
1. 砂锅中注入适量清水,倒入红花、丹参、陈皮,拌匀。
2. 盖上盖,用大火煮开后转小火煮10分钟至药材析出有效成分。
3. 揭盖,关火后盛出煮好的药茶,装入杯中即可。

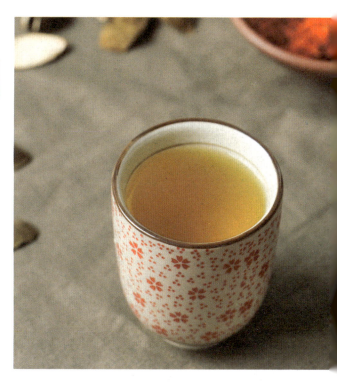

# 藿香

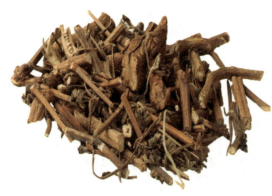

【基本信息】

藿香为植物广藿香或藿香的地上部分。广藿香主产于广东、台湾等地；后者习称"土藿香"，全国各地均有分布。

【性味归经】

性微温，味辛。归脾、胃、肺经。

【功效关键词】

化湿 解暑 止呕

【用法用量】

煎汁、泡茶，5～10克/次。

★ 如何吃对

1. 湿阻中焦。藿香性微温，多用于寒湿困脾所致的脘腹痞闷、少食作呕、神疲体倦。常与苍术、厚朴同用。

2. 呕吐。治湿浊中阻所致的呕吐。常与半夏、丁香同用。

3. 暑湿证。症见口渴、神疲倦怠、肢体困重、关节酸痛、心烦面垢、汗出不彻。可与紫苏、厚朴、半夏煎汁服用。

★ 何为吃错

1. 阴虚火旺引起的呕吐以及中焦火盛热极、温病、热病、作呕作胀的患者禁用。

2. 藿香气味芳香，入汤剂不宜煎煮时间过久，应在其他药材煎煮出锅前5分钟加入。

# 藿香荷叶粥

功效 / 清热养神,润肠通便,滋阴壮阳。

### 材料
大米 200 克,藿香 5 克,荷叶 3 克,冰糖适量

### 做法
材料:

1. 砂锅注水烧热,倒入荷叶、藿香,拌匀,煮 20 分钟,捞出药材。
2. 倒入洗好的大米,拌匀,续煮 40 分钟至大米熟软。
3. 加入冰糖,搅匀,煮至溶化即可。

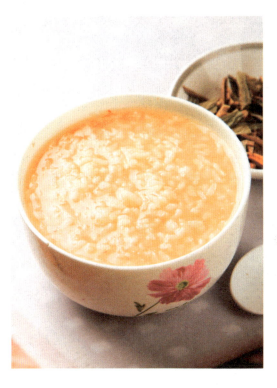

# 荷叶藿香饮

功效 / 消暑解热,利尿通便,和中开胃。

### 材料
藿香 10 克,水发荷叶 5 克

### 做法

1. 砂锅中注入适量清水,用大火烧热,倒入备好的藿香、荷叶。
2. 盖上锅盖,烧开后转小火煮 30 分钟至药材析出有效成分。
3. 揭开锅盖,将药材捞干净,关火后将煮好的药汤盛入碗中即可。

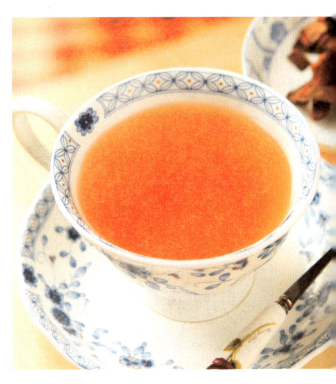

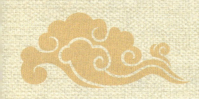

# 砂仁

**【基本信息】**

砂仁是阳春砂、绿壳砂或海南砂的干燥成熟果实。一般在夏、秋季节果实成熟时采收,再晒干或低温干燥而成。用时打碎生用。

**【性味归经】**

性温,味辛。归脾、胃、肾经。

**【功效关键词】**

化湿 行气 止泻

**【用法用量】**

煎汁、煮粥、泡茶,3~6克/次。

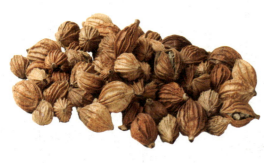

### ★ 如何吃对

1. 湿阻中焦。症见头重、怠倦、脘闷、腹胀、纳呆、口粘渴、喜热饮、小便短赤。常与厚朴、陈皮、枳实等同用。

2. 脾胃气滞。症见食欲缺乏,恶心呕吐,排便困难,伴全身乏力、气短懒言、面白神疲。可与木香、枳实同用。

3. 脾胃虚寒吐泻。砂仁能温中暖胃以达止呕止泻之功,但其重在温脾,搭配干姜、附子等药材同用。

### ★ 何为吃错

1. 经常熬夜、抽烟所致阴虚上火者忌服。

2. 砂仁种子含挥发油,可能引起过敏反应,主要表现为腹部、外生殖器出现大小不等的团块、淡红色皮疹、风团。

## 砂仁鲫鱼

功效 / 和中补虚，除湿利水，补中生气。

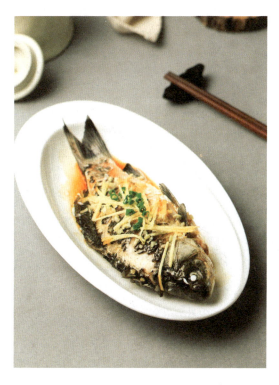

**材料**

净鲫鱼 350 克，砂仁 12 克，姜片、葱段各少许，盐 3 克，鸡粉 2 克，胡椒粉少许，料酒 4 毫升，食用油适量

**做法**

1. 起油锅，放入鲫鱼，煎至断生盛出。
2. 砂锅注水烧热，放入砂仁，煮 15 分钟，撒上姜片，放入鲫鱼，淋入料酒，续煮 15 分钟至食材熟软。
3. 调入盐、鸡粉、胡椒粉，略煮片刻至食材入味，盛出后撒上葱段即成。

## 砂仁粥

功效 / 行气调中，下气止痛，补脾和胃。

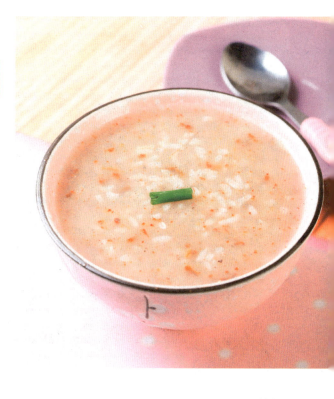

**材料**

水发大米 170 克，砂仁粉 15 克

**做法**

1. 砂锅中注水烧开，倒入洗好的大米，拌匀，放入砂仁粉，搅匀。
2. 盖上盖子，烧开后用小火煮约 40 分钟。
3. 揭开盖，搅拌均匀，关火后盛出煮好的粥，装入碗中即可。

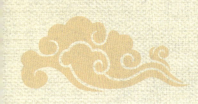

# 三七

**【基本信息】**

药用三七是植物三七的干燥根。一般在夏末秋初,三七开花前或冬季种子成熟后采挖,去尽泥土,洗净,晒干即成。常规用法为生用或研细粉用。

**【性味归经】**

性温,味甘、微苦。归肝、胃经。

**【功效关键词】**

化瘀 活血 止血

**【用法用量】**

煎汁、煲汤:3~10克/次;研粉:1~1.5克/次;外用:磨汁涂、研末撒或调敷。

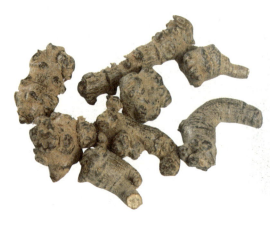

### ★ 如何吃对

1. 瘀血肿痛,跌打损伤。本品活血化瘀而消肿定痛,为治瘀血诸证之佳品,为伤科之要药。凡跌打损伤,或筋骨折伤、瘀血肿痛等,皆可选用。

2. 出血证。三七对人体内外各种出血均可应用,可单味内服外用,亦可与花蕊石、血余炭合用。用温开水冲服三七粉,每日服3次,每次5克可治疗各种类型的胃出血。

### ★ 何为吃错

1. 三七是活血化瘀第一圣药,月经期间服用,易导致出血过多,但如果是血瘀型月经不调,则可以用三七粉活血化瘀来调理月经。

2. 一般正常体质的人,服用三七粉的一日总量在10克左右,分2次服用。

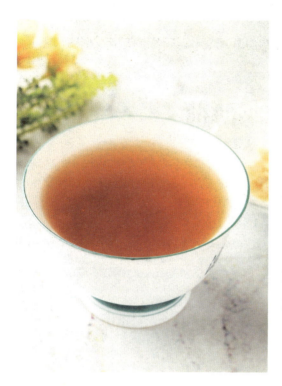

## 西洋参三七茶

功效 / 消除疲劳，静心凝神，平清热肝。

### 材料
三七粉10克，西洋参片8克

### 做法
1. 取一个干净的茶杯，放入备好的药材，注入适量开水，至八九分满，盖上盖，泡约5分钟，至其析出有效成分。
2. 揭盖，趁热饮用即可。

## 决明子三七茶

功效 / 补脑安神，祛风清热，活血散瘀。

### 材料
绞股蓝4克，决明子10克，三七花5克

### 做法
1. 砂锅注水烧开，倒入洗好的绞股蓝、决明子、三七花，搅拌片刻。
2. 盖上盖子，用小火煮20分钟，至药材析出有效成分。
3. 揭开盖子，搅拌片刻，盛出煮好的药材，滤入杯中，待稍微放凉即可饮用。

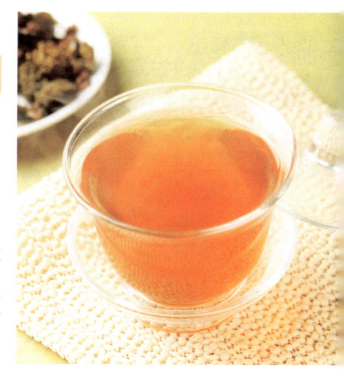

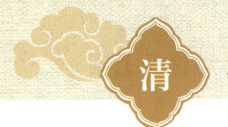

# 清

——清热燥湿、清热解毒、清肝明目、清热解暑

## 薄荷

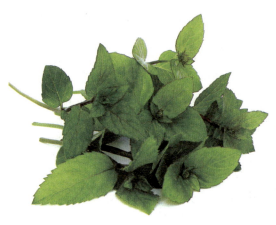

【基本信息】
薄荷是植物薄荷的干燥地上部分。一般在夏、秋二季，当茎叶茂盛或花开至三轮时采收，再将其晒干或阴干而成。用时切段。

【性味归经】
性凉，味辛。归肺、肝经。

【功效关键词】
清利头目 利咽 疏肝

【用法用量】
煎汁、泡茶、煮粥、浸酒，3～6克/次

### ★ 如何吃对

1　风热感冒。用治风热感冒或温病初起，症见发热、微恶风寒、头痛等，常与金银花、连翘、牛蒡子、荆芥等配伍。

2　头痛眩晕，咽喉肿痛。用治风热上攻、头痛眩晕，宜与川芎、石膏、白芷等祛风、清热、止痛药配伍。

3　肝郁气滞。治疗肝郁气滞、胸胁胀痛、月经不调，常配伍柴胡、白芍、当归等疏肝理气调经之品。

### ★ 何为吃错

1　肺虚咳嗽、阴虚发热不宜用；因本品具有退乳的副作用，哺乳妇女一般不宜多用。

2　本品芳香辛散，发汗耗气，故体虚多汗者，不宜使用。

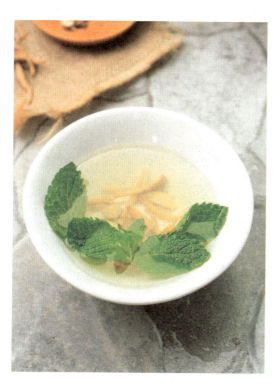

## 薄荷甘草茶

功效 / 健脾润肺，养气生津，清心安神。

### 材料
太子参 10 克，甘草 4 克，薄荷叶少许

### 做法
1. 砂锅注水烧开，倒入洗净的太子参、甘草，盖上盖，用中火煮约 15 分钟至药材析出有效成分。
2. 揭盖，用小火保温，待用。
3. 取一个茶杯，放入洗净的薄荷叶，盛入煮好的药汁，泡约 1 分钟，至香气散出，趁热饮用即可。

## 黄瓜薄荷饮

功效 / 疏解风热，清咽利喉，生津止渴。

### 材料
黄瓜 110 克，薄荷糖汁 45 毫升，蜂蜜少许

### 做法
1. 黄瓜切小块。
2. 取榨汁机，选择搅拌刀座组合，倒入黄瓜，注入薄荷糖汁和纯净水，加入蜂蜜，盖好盖子。
3. 选择"榨汁"功能，榨取果汁；断电后倒出果汁，装入杯中即成。

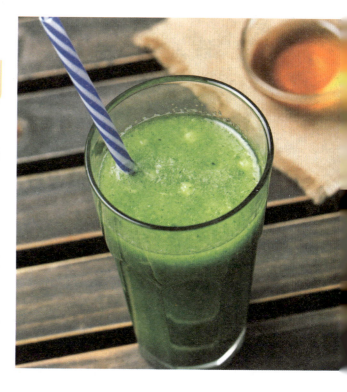

# 菊花

**【基本信息】**

菊花是植物菊的干燥头状花序。一般在每年的9～11月，当花盛开时采收，再阴干或焙干，或熏、蒸后晒干而成。由于花的颜色不同，有黄菊花和白菊花之分。

**【性味归经】**

性微寒，味辛、甘、苦。归肺、肝经

**【功效关键词】**

清肝明目 清热解毒

**【用法用量】**

煎汁、泡茶、制糕点，5～9克/次。

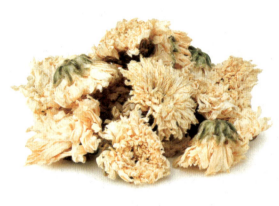

### ★ 如何吃对

1. 风热感冒，温病初起。常用治风热感冒，或温病初起，温邪犯肺、发热、头痛、咳嗽等症，并常配伍连翘、薄荷、桔梗等。
2. 肝阳上亢。常用治肝阳上亢、头痛眩晕，每与石决明、珍珠母、白芍等平肝潜阳药同用。
3. 疮痈肿毒。可用治疮痈肿毒，常与金银花、生甘草同用。

### ★ 何为吃错

1. 菊花性凉，气虚胃寒、食少泄泻者慎服。
2. 痰湿型、血瘀型高血压患者也不宜用菊花。

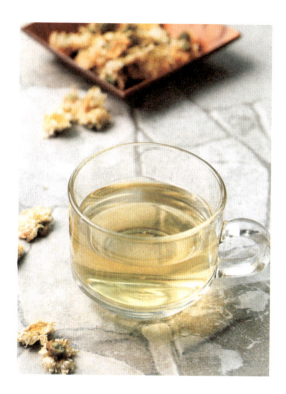

## 菊花荷叶茶

功效 / 疏散风热，清肝明目，醒脑提神。

### 材料
干荷叶碎 15 克，菊花 20 克

### 做法
1. 蒸汽萃取壶接通电源，在内胆中注入清水至水位线。
2. 放上漏斗，倒入干荷叶碎、菊花，扣紧壶盖，按下"开关"键。
3. 选择"萃取"功能，机器进入工作状态，待机器自行运作 5 分钟，指示灯跳至"保温"状态，断电后取出漏斗，将茶水倒入杯中即可。

## 蜂蜜柠檬菊花茶

功效 / 清热化痰，抗菌消炎，消除疲劳。

### 材料
柠檬 70 克，菊花 8 克，蜂蜜 12 克

### 做法
1. 将洗净的柠檬切成片。
2. 砂锅中注入清水烧开，倒入洗净的菊花，撒上柠檬片，拌匀，盖上盖，煮沸后用小火煮约 4 分钟，至食材析出营养物质。
3. 揭盖，搅拌一会儿，盛出煮好的茶水，装入碗中，趁热淋入蜂蜜即成。

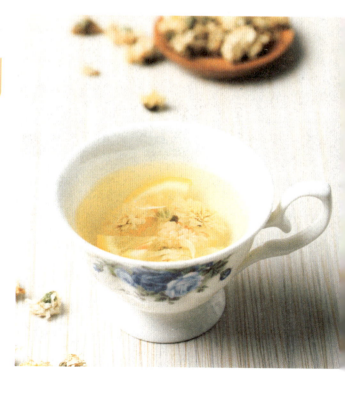

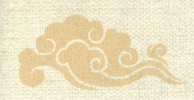

# 栀子

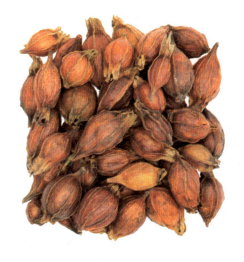

【基本信息】
栀子是植物栀子的干燥成熟果实。一般在每年的9~11月，当果实成熟显红黄色时采收。栀子治病常用的方法有生用、炒焦或炒炭。

【性味归经】
性寒，味苦。归心、肺、三焦经。

【功效关键词】
清热解毒 利湿凉血

【用法用量】
煎汁、泡茶：5~10克/次。外用：将生品研末调敷。

## ★如何吃对

1. 热病心烦。本品为治热病心烦、躁扰不宁之要药，可与淡豆豉同用。
2. 湿热黄疸。可用治肝胆湿热郁蒸之黄疸、小便短赤，常配茵陈、大黄等药用。
3. 血淋涩痛。栀子善清利下焦湿热而通淋，故可以治疗血淋涩痛或热淋证，常配伍车前子、滑石等药。

## ★何为吃错

1. 本品苦寒伤胃，脾虚便溏者不宜用。
2. 栀子能清泻三焦火邪，适合实热之症，阴虚火盛者不宜使用。

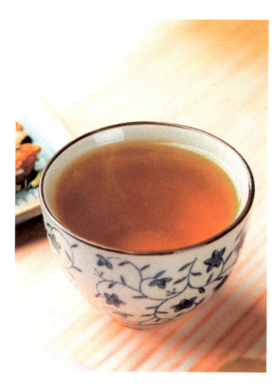

## 栀子莲心甘草茶

功效 / 清心去热，养心健脑，补脾益气。

### 材料

栀子 8 克，甘草 15 克，莲子心 2 克

### 做法

1. 砂锅中注入适量清水烧开，倒入洗好的栀子、甘草、莲子心。
2. 盖上盖，用小火煮 15 分钟，至其析出有效成分。
3. 揭开盖子，把煮好的药茶盛出，滤入茶杯中，静置一会儿，待其稍凉后即可饮用。

## 栀子红豆粥

功效 / 化湿补脾，润肠通便，净化血液。

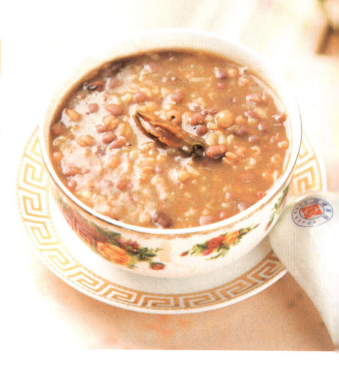

### 材料

水发薏米 90 克，水发红豆 80 克，糙米 130 克，栀子 4 克，白糖适量

### 做法

1. 砂锅中注入适量清水，用大火烧热，放入栀子、薏米、糙米、红豆，搅匀。
2. 盖上锅盖，烧开后转小火煮 60 分钟至食材熟软。
3. 揭开锅盖，加入少许白糖，持续搅拌片刻至白糖溶化，关火后将煮好的粥盛出，装入碗中即可。

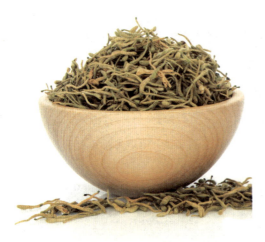

# 金银花

**【基本信息】**

金银花是植物忍冬、红腺忍冬、山银花或毛花柱忍冬的干燥花蕾或带初开的花。一般在夏初,花开放前采摘,再阴干而成。金银花可生用、炒用或制成露剂使用。

**【性味归经】**

性寒,味甘。归肺、心、胃经。

**【功效关键词】**

清热解毒 散风

**【用法用量】**

煎汁、泡茶、煮粥,6～15克/次。

## ★ 如何吃对

1. 痈肿疔疮。金银花是治疗一切内痈外痈之要药。治疗痈疮初起、红肿热痛者,可与皂角刺、穿山甲、白芷配伍;治疗疮肿毒,坚硬根深者,常与紫花地丁、蒲公英、野菊花同用。

2. 外感风热。治疗外感风热或温病初起、身热头痛、咽痛口渴,可与连翘、菊花配伍使用。

## ★ 何为吃错

1. 金银花性寒,服用过量容易导致肠胃不适。

2. 体质虚寒、体弱多病者不适合食用金银花。

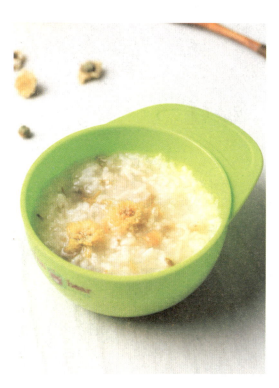

## 菊花金银花粥

功效 / 清解血毒，疏散风热，清肝明目。

### 材料
水发大米 130 克，金银花、菊花各 10 克，盐少许

### 做法
1. 砂锅中注水烧开，倒入洗净的大米，拌匀，撒上洗净的菊花、金银花，搅拌一会儿，使材料散开。
2. 盖上盖，烧开后用小火煲煮约 30 分钟，至米粒熟软。
3. 取下盖子，加入盐，拌匀调味，拌煮片刻，至米粥入味即成。

## 金银花蜂蜜茶

功效 / 消除疲劳，增强抵抗力，凉血化瘀。

### 材料
金银花 10 克，蜂蜜 20 克

### 做法
1. 将金银花放入盛水的碗中，搅拌片刻，清洗掉杂质，捞出。
2. 取电解养生壶，加入适量清水，放入金银花，按下"开关"键，选定"泡茶"功能，开始煮茶。
3. 煮 10 分钟至材料析出有效成分，断电，倒出茶水，待茶温适合时，加入蜂蜜调匀后即可饮用。

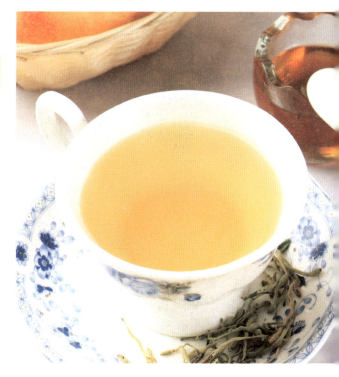

# 绿豆

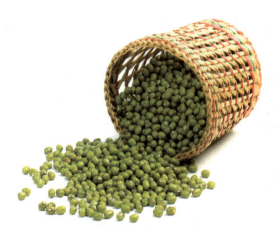

【基本信息】

绿豆是植物绿豆的干燥种子，一般在秋后种子成熟时采收，除去杂质，洗净，晒干而成。常规用法为打碎入药或研粉用。

【性味归经】

性寒，味甘。归心、胃经。

【功效关键词】

清热解毒 消暑 利水

【用法用量】

煎汁、煮粥、作馅，15～30克/次。

### ★ 如何吃对

1. 暑热烦渴。能清热消暑、除烦止渴、通利小便，以治暑热烦渴尿赤等症，亦可与西瓜翠衣、荷叶、青蒿等同用。

2. 水肿，小便不利。用于治疗小便不通、淋漓不畅、水肿等，与陈皮、冬麻子同用煮食。

3. 痈肿疮毒。可预防痘疮及麻疹，与赤小豆、黑豆、甘草同用。

### ★ 何为吃错

1. 绿豆性寒凉，平素体阳虚、脾胃虚寒、泄泻者慎食。

2. 正服用药物者忌食用绿豆。

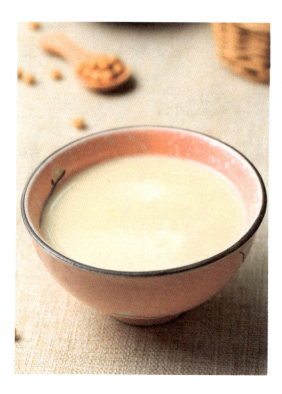

# 绿豆豆浆

功效 / 清热解毒，抗菌抑菌，和中益肺。

**材料**

水发绿豆 100 克，白糖适量

**做法**

1. 将泡发好的绿豆洗净，沥干，备用。
2. 取豆浆机，倒入绿豆，加入适量清水，选择"五谷"功能，启动豆浆机，约 15 分钟，即成豆浆。
3. 将豆浆机断电，把煮好的豆浆倒入滤网，滤去豆渣，将豆浆倒入碗中，加入白糖，拌匀至其溶化，待稍微放凉后即可饮用。

# 绿豆薏米粥

功效 / 利水消肿，健脾去湿，清热排脓。

**材料**

水发绿豆 150 克，水发薏米 70 克

**做法**

1. 砂锅中注入清水烧开，倒入备好的绿豆、薏米。
2. 盖上盖，烧开后用小火煮约 30 分钟至食材熟软。
3. 关火后盛出煮好的粥即可。

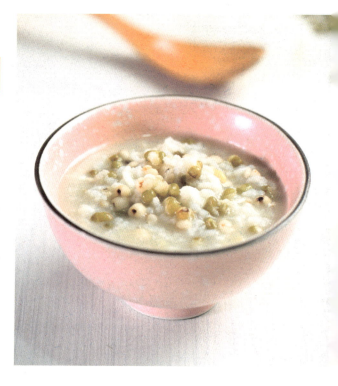

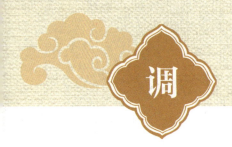

调 ——活血调经、调经止痛、调和诸药

# 玫瑰花

【基本信息】

玫瑰花为植物玫瑰的干燥花蕾,一般在春末夏初花开放时进行采摘,再除去花柄及蒂,及时低温干燥而成。

【性味归经】

性温,味甘、微苦。归肝、脾经。

【功效关键词】

活血调经 疏肝解郁

【用法用量】

浸酒、泡茶、作馅、煎汁,3~6克/次。

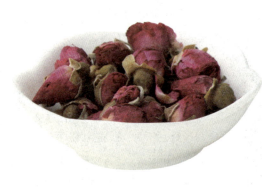

★ 如何吃对

1. 月经不调、经前乳房胀痛。用于治疗肝气郁滞之月经不调、经前乳房胀痛,可与当归、川芎、白芍等配伍。

2. 跌打伤痛。治疗跌打损伤、瘀肿疼痛,可与当归、川芎、赤芍等配伍。

3. 肝胃气痛。具有疏肝解郁、醒脾和胃、行气止痛的功效,用于治肝郁犯胃之胸胁脘腹胀痛、呕恶食少,可与香附、佛手、砂仁等配伍。

★ 何为吃错

1. 一般在花店卖的玫瑰花会含有农药,千万不可用于内服或者外用,如果受限于环境无法自己栽培的话可利用市面上所售的玫瑰花茶的干燥玫瑰。

2. 因玫瑰花有收敛作用,故有便秘者不宜过多饮用。

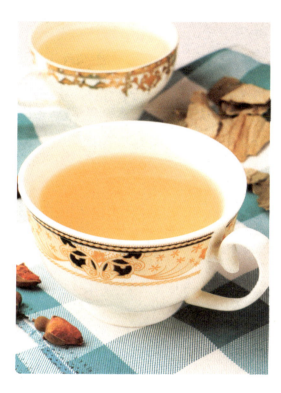

## 荷叶玫瑰花茶

功效 / 行气活血，理气解郁，活血散瘀。

**材料**

玫瑰花 15 克，干荷叶碎 10 克

**做法**

1. 取萃取壶，往内胆注入适量清水，放入漏斗，倒入洗净的玫瑰花，放入备好的荷叶碎。
2. 扣紧壶盖，按下"开关"键，选择"萃取"功能，煮约 5 分钟至药材有效成分析出。
3. 待指示灯跳至"保温"状态，拧开壶盖，取出漏斗，倒出药膳茶即可。

## 玫瑰花茶

功效 / 理气解郁，和血散瘀，清热消火。

**材料**

玫瑰花 8 克

**做法**

1. 取一碗清水，倒入备好的材料，清洗干净，捞出洗好的材料，沥干水分，待用。
2. 另取一个玻璃杯，倒入洗好的材料，注入适量开水，至八九分满，泡约 2 分钟，至散出茶香，趁热饮用即可。

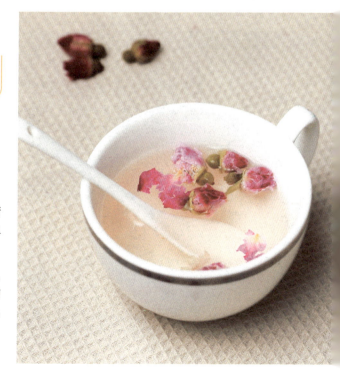

# 当归

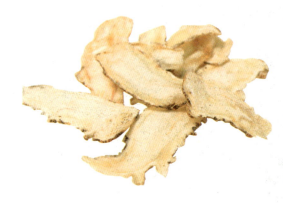

【基本信息】

当归是植物当归的根,一般在秋末采挖,除尽芦头、须根,用微火缓缓熏干或用硫黄烟熏而成。常规是切片生用,炮制品有酒拌、酒炒用。

【性味归经】

性温,味甘、辛。归肝、心、脾经。

【功效关键词】

补血调经 活血 通便

【用法用量】

煎汁、浸酒、熬膏,5～15克/次。

### ★ 如何吃对

1. 用于血虚血瘀之月经不调、经闭、痛经等。既为补血之要剂,亦为妇科调经的基础方,可配人参、黄芪等同用。

2. 用于虚寒性腹痛、跌打损伤、痈疽疮疡、风寒痹痛等。本品具有补血活血、散寒止痛的功效,配桂枝、芍药、生姜等同用。

3. 血虚肠燥便秘。本品补血以润肠通便,用治血虚肠燥便秘。常与肉苁蓉、牛膝、升麻等同用。

### ★ 何为吃错

湿盛中满、大便泄泻者忌服。

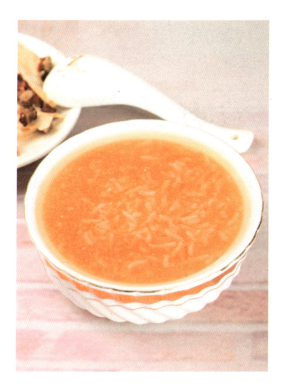

## 当归丹参粥

功效 / 活血祛瘀,养血安神,凉血消肿。

### 材料
当归8克,丹参10克,水发大米160克,红糖25克

### 做法
1. 砂锅注水烧开,倒入洗净的当归、丹参,用小火煮15分钟,至其析出有效成分,把药材及杂质捞出。
2. 倒入洗净的大米,拌匀,烧开后用小火煮30分钟,至大米熟透。
3. 揭盖,放入红糖,拌匀,煮至溶化,将煮好的粥盛出,装入碗中即可。

## 当归红花饮

功效 / 活血通经,活络止痛,化瘀消斑。

### 材料
当归5克,红花3克

### 做法
1. 砂锅中注入适量清水,用大火烧热,倒入备好的当归、红花。
2. 盖上锅盖,用大火煮20分钟至药材析出有效成分。
3. 关火后揭开锅盖,将药材捞干净,将煮好的药汁盛入杯中即可。

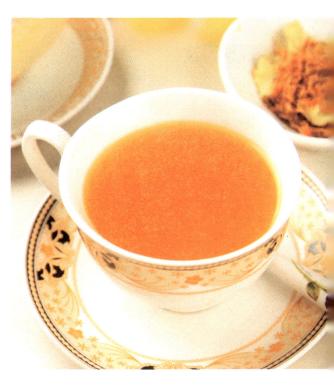

# 益母草

**【基本信息】**

益母草是植物益母草的地上部分。通常在夏季茎叶茂盛，花未开或初开时采割，先除去杂质，再洗净润透，最后切段干燥而成。常规入药有生用或熬膏用。

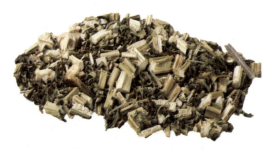

**【性味归经】**

性微寒，味辛、苦。归心、肝、膀胱经。

**【功效关键词】**

活血调经 利水 清热

**【用法用量】**

煎汁、熬膏：10～30克/次。外用：取适量捣敷或煎汁外洗。

## ★ 如何吃对

1. 血滞经闭、痛经、经行不畅、产后恶露不尽、瘀滞腹痛。本品苦泄辛散，主入血分，善活血调经、祛瘀通经，用于治血滞经闭、痛经、月经不调。可配当归、丹参、川芎、赤芍等药用。

2. 水肿、小便不利。本品能够利水消肿、活血化瘀，用于水瘀互阻的水肿。可与白茅根、泽兰等同用。

## ★ 何为吃错

1. 无瘀滞及阴虚血少者忌用。

2. 孕妇禁用；可致产后宫缩痛；益母草具有肾毒性。

# 益母草乌鸡汤

功效 / 滋养肝肾，养血益精，活血调经。

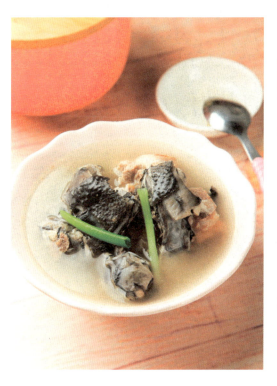

**材料**

乌鸡块 300 克，猪骨段 150 克，姜片、葱段、益母草、盐、料酒各适量

**做法**

1. 取纱布袋，放入益母草，系紧袋口，制成药袋；猪骨段和乌鸡块洗净，焯水，沥干备用。
2. 砂锅注水烧开，放入药袋、姜片，倒入焯过水的食材，淋入料酒，煮约 1 小时至食材熟透；倒入葱段，拣出药袋，加入盐搅匀即可。

# 玫瑰益母草饮

功效 / 活血止能，行气解郁，清心凉血。

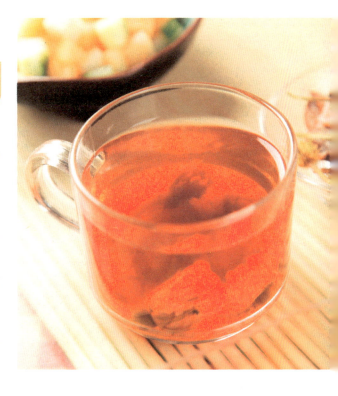

**材料**

玫瑰花、益母草、郁金各 5 克，红糖 8 克

**做法**

1. 砂锅中注入适量清水，倒入备好的药材，拌匀。
2. 盖上盖，用大火煮约 5 分钟至药材析出有效成分。
3. 揭盖，捞出药渣，加入红糖，拌匀，盛出煮好的药茶，装入杯中，待稍微放凉后即可饮用。

# 艾叶

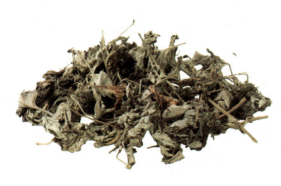

【基本信息】

艾叶为植物艾的叶,以湖北蕲州产者最佳,俗称"蕲艾"。一般在夏季花未开时采摘,再除去杂质,晒干或阴干而成,可生用、捣绒或制炭用。

【性味归经】

性温,味辛、苦。归肝、脾、肾经。

【功效关键词】

散寒调经 止血 安胎

【用法用量】

煎汁、做菜:3~10克/次;外用:制成艾绒艾灸。

## ★ 如何吃对

1. 月经不调、痛经。本品能够温经脉、逐寒湿、止冷痛、调经,为治妇科下焦虚寒或寒客胞宫之要药,可与香附、川芎、白芍、当归等同用。

2. 出血证。本品气香味辛,温可散寒,适用于虚寒性出血病证、崩漏,主治下元虚冷、冲任不固所致的崩漏下血,搭配阿胶、芍药、干地黄等同用。

3. 胎动不安。本品为妇科安胎之要药,治疗妊娠卒胎动不安,可与阿胶、桑寄生等同用。

## ★ 何为吃错

阴虚血热者慎用。

## 艾叶炒鸡蛋

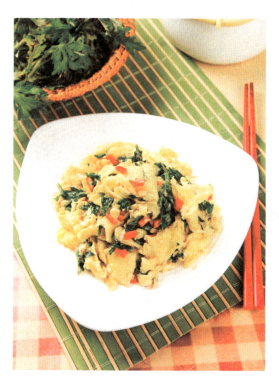

功效 / 滋阴润燥，能理气血，散寒止痛。

### 材料
艾叶 8 克，鸡蛋 3 个，红椒 5 克，盐、鸡粉各 1 克，食用油适量

### 做法

1. 洗净的艾叶稍稍切碎；洗好的红椒切开去籽，切成丁。
2. 鸡蛋打入碗中，加入盐、鸡粉，搅散，制成蛋液。
3. 用油起锅，倒入蛋液，稍稍炒拌，放入切好的艾叶、红椒，将食材炒约 3 分钟至熟，盛出即可。

## 艾叶鸡蛋汤

功效 / 益气补血，健脾暖胃，缓中止痛。

### 材料
去壳熟鸡蛋 2 个，艾叶 8 克，红糖 20 克

### 做法

1. 砂锅中注水，倒入艾叶，拌匀，稍煮片刻至水沸腾，放入去壳熟鸡蛋，拌匀。
2. 加盖，大火煮开转小火煮 15 分钟至析出有效成分。
3. 揭盖，加入红糖，搅拌片刻至入味，盛出煮好的鸡蛋汤，装碗即可。

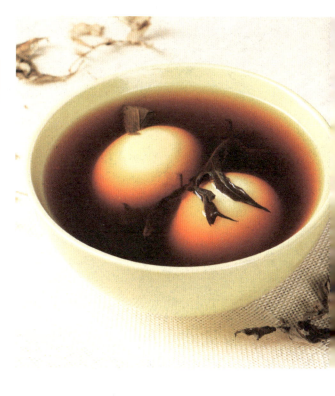

# 香附

【基本信息】

香附是植物莎草的干燥根茎。一般在秋季采挖，燎去毛须，置沸水中略煮或蒸透后晒干，或燎后直接晒干而成。可生用、醋炙。

【性味归经】

性平，味辛、微苦、微甘。归肝、脾、三焦经。

【功效关键词】

调经止痛 理气 疏肝

【用法用量】

煎汁，6～9克/次。

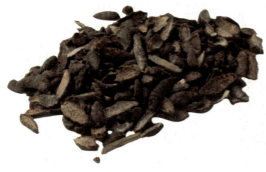

### ★ 如何吃对

1. 月经不调、痛经、乳房胀痛。本品辛行苦泄、疏理肝气、调经止痛，用于治月经不调、痛经，可与柴胡、川芎、当归等同用。

2. 肝郁气滞胁痛、腹痛。本品主入肝经气分，散肝气之郁结，行气止痛之要药，用于治肝气郁结之胁肋胀痛，可与柴胡、川芎、枳壳等同用。

3. 脾胃气滞腹痛。本品能行而长于止痛、宽中、消食下气等作用，用于治疗脘腹胀痛、胸膈噎塞、噫气吞酸、纳呆，可搭配砂仁、甘草同用。

### ★ 何为吃错

凡气虚无滞、阴虚血热者忌服。

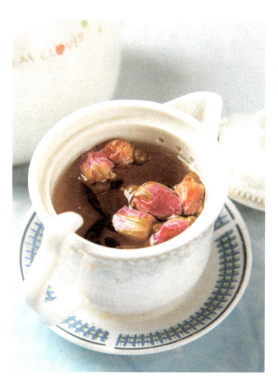

## 玫瑰香附茶

功效 / 理气止痛,调经止痛,行气宽中。

**材料**

玫瑰花1克,香附3克,冰糖少许

**做法**

1. 取一个茶杯,倒入备好的香附、玫瑰花、冰糖,注入适量开水。
2. 盖上盖,泡约10分钟至药材析出有效成分。
3. 揭盖,趁热饮用即可。

## 山楂香附茶

功效 / 活血化瘀,平喘化痰,活血行气。

**材料**

鲜山楂30克,香附、川芎各少许

**做法**

1. 洗净的山楂去除头尾,切取果肉,备用。
2. 砂锅中注入适量清水烧开,倒入山楂,放入备好的香附、川芎,盖上盖,烧开后用小火煮约10分钟,至药材析出有效成分。
3. 关火后揭开盖,搅拌均匀,盛出煮好的茶水即可。

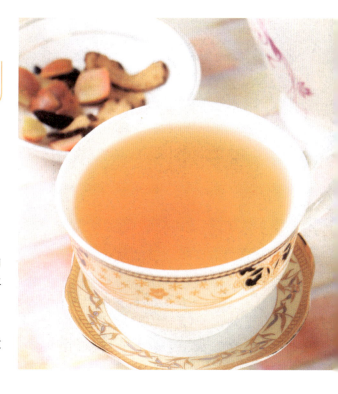

# 甘草

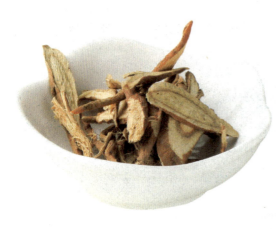

【基本信息】
甘草是植物甘草、胀果甘草、光果甘草的根及根茎。一般在春、秋季节采挖，但以秋采者质优。采挖后的甘草先除去须根，再晒干，切厚片而成。

【性味归经】
性平，味甘、平。归心、肺、脾、胃经。

【功效关键词】
调和诸药 益气 止咳

【用法用量】
含化、泡茶、煎汁、做膏，1.5～9克/次。

### ★ 如何吃对

1. 调和药性。通过解毒，可降低方中某些药（如附子、大黄）的毒烈之性；通过缓急止痛，可以缓解方中某些药（如大黄）刺激胃肠引起的腹痛；其甜味浓郁，可矫正方中药物的滋味。

2. 心气不足，脉结代、心动悸。本品能补益心气、益气复脉，主要用于心气不足致而结代、心动悸者，宜与人参、阿胶、生地黄等品同用。

### ★ 何为吃错

1. 不宜与京大戟、芫花、甘遂同用。本品有助湿壅气之弊，湿盛胀满、水肿者不宜用。大剂量久服可导致水钠潴留，引起浮肿。

2. 湿热中满、呕吐、水肿及有高血压症的患者忌服。

## 麦冬甘草汤

功效 / 养阴生津，润肺清心，益胃生津。

### 材料

水发小麦 80 克，排骨 200 克，甘草 5 克，红枣 10 克，白萝卜 50 克，盐 3 克，鸡粉 2 克，料酒适量

### 做法

1. 白萝卜洗净去皮，切块；排骨洗净焯水，捞出沥干，备用。
2. 砂锅注水烧开，倒入排骨、甘草、小麦，煮 1 小时；放入白萝卜、红枣，淋入料酒，续煮至食材熟透；加入盐、鸡粉，拌匀后盛出即可。

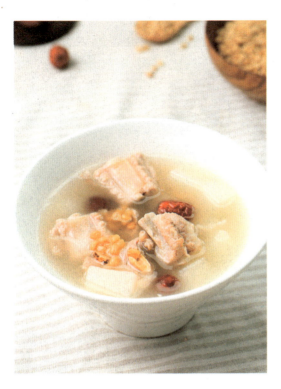

## 甘草玉米须茶

功效 / 清热利尿，痰热咳喘，渗湿止泻。

### 材料

甘草 10 克，玉米须 5 克，车前子 8 克，白糖 15 克

### 做法

1. 砂锅注水烧开，倒入备好的甘草、玉米须、车前子，搅匀。
2. 盖上锅盖，烧开后转小火煮 30 分钟至药性析出。
3. 掀开锅盖，放入白糖，搅匀，煮至溶化，将煮好的药茶盛出装入碗中即可。

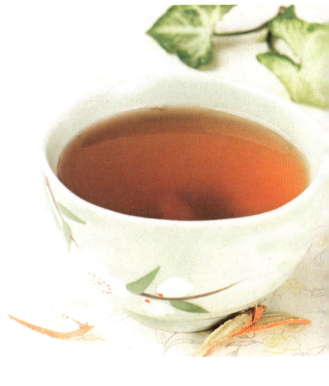

# 温

——温中散寒、温经通脉、温中止痛、温中降逆

## 干姜

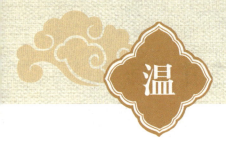

【基本信息】

干姜是植物姜的干燥根茎,一般在冬季采收,洗净后切成片,再晒干或低温烘干而成。

【性味归经】

性热,味辛。归脾、胃、肾、心、肺经。

【功效关键词】

温中散寒 通脉 温肺

【用法用量】

泡茶、做菜、煎汁,3～10克/次。

### ★ 如何吃对

1. 腹痛,呕吐,泄泻。本品具有温中散寒、健运脾阳的作用,为温暖中焦之主药,用于治疗脾胃虚寒、脘腹冷痛,搭配与党参、白术等同用。

2. 亡阳证。本品具有温阳守中、回阳通脉的功效,用于治心肾阳虚,阴寒内盛所致亡阳厥逆,脉微欲绝者,每与附子相须为用。

3. 寒饮喘咳。本品能温肺散寒化饮,用于治疗寒饮喘咳、形寒背冷、痰多清稀之证,搭配细辛、五味子、麻黄等同用。

### ★ 何为吃错

本品辛热燥烈,阴虚内热、血热妄行者忌用。

## 陈皮姜汁玉米粥

功效 / 温中止呕,温肺止咳,活血驱寒。

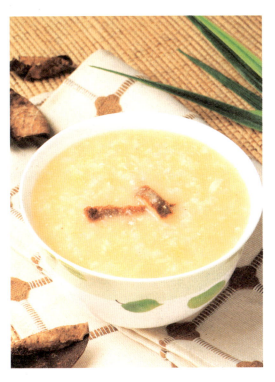

### 材料
大米 200 克,玉米粉 30 克,姜汁 15 毫升,陈皮 10 克,盐 2 克

### 做法
1. 砂锅注水烧开,倒入大米、姜汁,将陈皮剪成丝放入锅中,盖上锅盖,煮开后转小火煮 30 分钟。
2. 往玉米粉里加入适量清水,搅匀制成面糊。
3. 砂锅中加入盐,倒入面糊,搅拌片刻,将煮好的粥盛出装入碗中即可。

## 桂花甘草姜茶

功效 / 补脾益气,滋咳润肺,温肺除湿。

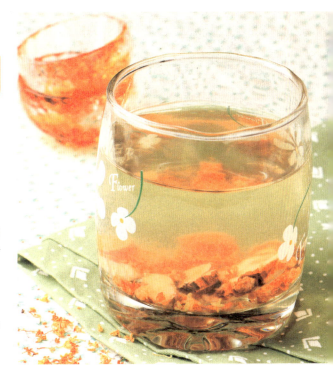

### 材料
甘草 30 克,桂花 25 克,甘姜 10 克,盐 2 克

### 做法
1. 砂锅中注入清水烧开,倒入洗净的甘草、桂花、甘姜,拌匀,煮 5 分钟至析出有效成分。
2. 关火后焖 5 分钟。
3. 揭盖,加入盐,稍稍搅拌至盐溶化,盛出煮好的茶,装入杯中即可。

# 肉桂

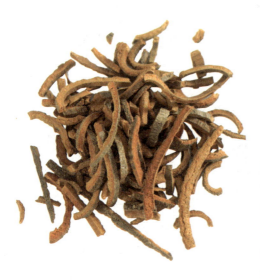

【基本信息】
肉桂是植物肉桂的干燥树皮。一般在秋季剥取，刮去栓皮后阴干而成。由于剥取部位及品质的不同可加工成多种规格，常见的有企边桂、板桂、油板桂等。

【性味归经】
性大热，味辛、甘。归肾、脾、心、肝经。

【功效关键词】
温经通脉 补火助阳

【用法用量】
煎汁、泡茶、做菜，1～4.5克/次；研末，1～2克/次。

## ★ 如何吃对

1. 腰痛，胸痹，阴疽，闭经，痛经。本品辛散温通，能行气血、运经脉、散寒止痛，尤以治寒痹腰痛为主，常与独活、桑寄生、杜仲等同用。

2. 阳痿，宫冷。本品具有补火助阳、益阳消阴的功效，用治肾阳不足、命门火衰的阳痿宫冷、腰膝冷痛、夜尿频多、滑精遗尿等，常与附子、熟地等同用。

3. 腹痛，寒疝。本品甘热助阳以补虚，辛热散寒以止痛，善去痼冷沉寒。用于治疗寒邪内侵或脾胃虚寒的脘腹冷痛，或与干姜、高良姜、荜茇等同用。

## ★ 何为吃错

阴虚火旺、里有实热、血热妄行出血及孕妇忌用。

## 肉桂茶

功效 / 温肾壮阳，温中祛寒，温经止痛。

### 材料

生姜片 100 克，整枝桂皮 1 支，柿饼 1 个，核桃 25 克，松仁 5 克，黄糖 60 克，白糖 100 克

### 做法

1. 柿饼洗净去蒂，塞进核桃再切成块。
2. 热锅注水，放入姜片，煮 1 小时后倒出姜汁水；同上制成桂皮水。
3. 热锅倒入姜汁水、桂皮水、黄糖、白糖，拌匀，煮 15 分钟至沸腾倒出；放入切好的柿饼、松仁即可。

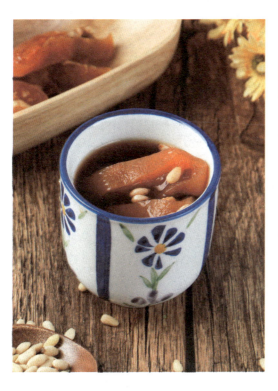

## 生姜肉桂炖猪肚

功效 / 利水消肿，健脾去湿，活血驱寒。

### 材料

猪肚块 350 克，瘦肉丁 90 克，水发薏米 70 克，肉桂 30 克，姜片少许，盐 3 克，料酒 10 毫升

### 做法

1. 将猪肚块和瘦肉丁洗净，焯水，沥干，备用。
2. 砂锅注水烧开，放入姜片，倒入洗净的薏米、肉桂，再倒入焯过水的食材，淋入料酒，煲煮约 60 分钟，至食材熟透；加入盐，拌匀即成。

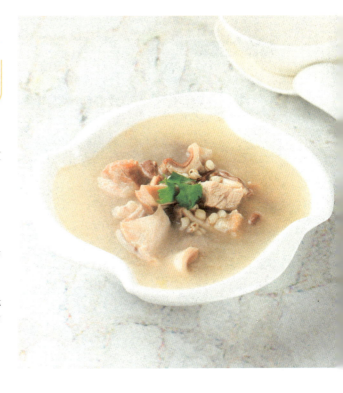

# 小茴香

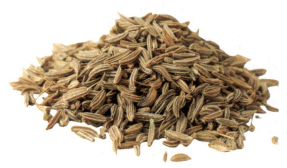

【基本信息】

小茴香是植物茴香的干燥成熟果实，一般在秋季果实初熟时采割植株，晒干、打下果实、除去杂质而成。小茴香可生用或盐水炙用。

【性味归经】

性温，味辛。归肝、肾、脾、胃经。

【功效关键词】

温中散寒 理气和胃

【用法用量】

煎汁、泡茶、研粉、作馅，3～6克/次。

★ 如何吃对

1. 寒疝腹痛，睾丸偏坠胀痛，少腹冷痛，痛经。本品具有温肾暖肝、散寒止痛的作用，用于治寒疝腹痛，常与乌药、青皮、高良姜等配伍。

2. 中焦虚寒气滞证。本品能温中散寒止痛，并善理脾胃之气而开胃、止呕，用于治脾胃虚寒的脘腹胀痛、呕吐食少，可与白术、陈皮、生姜等同用。

★ 何为吃错

阴虚火旺者慎用。

## 茴香拌香菜

功效 / 增强食欲,健胃理气,调理月经。

### 材料

香菜 30 克,茴香 30 克,蒜末少许,盐 2 克,白糖 3 克,生抽 4 毫升,芝麻油 3 毫升,陈醋 4 毫升

### 做法

1. 择洗好的茴香切成段;择洗好的香菜切成段。
2. 取碗倒入香菜、茴香,加入蒜末、盐、白糖,再淋入生抽、芝麻油、陈醋,搅拌匀,盛出即可。

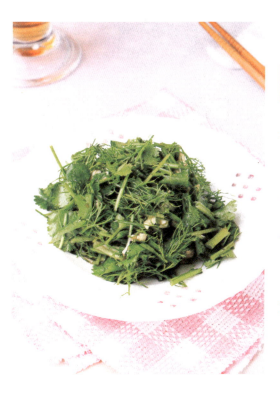

## 茴香籽马鲛鱼

功效 / 理气散寒,开胃进食,温中益气。

### 材料

马鲛鱼肉 3 块,茴香籽 5 克,盐 3 克,烧烤粉 5 克,烧烤汁、柠檬汁、食用油各适量

### 做法

1. 在鱼肉上滴柠檬汁,撒入盐、烧烤粉、茴香籽,抹匀;淋入烧烤汁,抹匀,腌渍 30 分钟。
2. 在烧烤架上刷食用油,放上鱼肉,用小火烤 8 分钟至变色;翻面,续烤至入味,装入盘中即可。

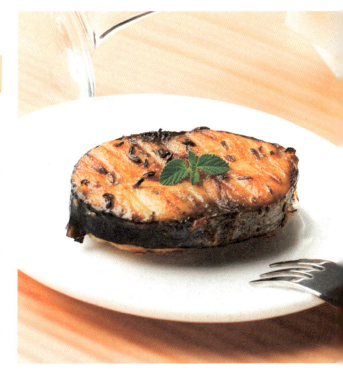

# 丁香

【基本信息】

丁香是植物丁香的干燥花蕾，通常在每年9月至次年3月，当花蕾由绿转红时采收，再晒干而成。

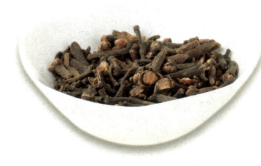

【性味归经】

性温，味辛。归脾、胃、肺、肾经。

【功效关键词】

温中降逆 散寒 温肾

【用法用量】

泡茶、煎汁、做菜，1～3克/次。

### ★ 如何吃对

1. 阳痿，宫冷。本品有温肾助阳起痿之功，可与附子、肉桂、淫羊藿等同用。
2. 脘腹冷痛。本品温中散寒止痛，可用于治疗胃寒脘腹冷痛，常与延胡索、五灵脂、橘红等同用。
3. 胃寒呕吐、呃逆。本品具有温中散寒、降逆止呕、止呃的功效，用于治疗胃寒呕逆之要药，常与柿蒂、党参、生姜等同用。

### ★ 何为吃错

1. 热证及阴虚内热者忌用。
2. 不宜服用郁金。

## 丁香鸭

功效 / 行气温中,开胃消食,温肾壮阳。

### 材料

鸭肉400克,桂皮、八角、丁香、花椒、姜片、葱段各适量,盐2克,冰糖20克,料酒、生抽、食用油各适量

### 做法

1. 鸭肉洗净斩成小件,焯水,备用。
2. 油爆葱姜,倒入鸭肉,炒匀;淋上料酒、生抽,加入冰糖、桂皮、八角、丁香、花椒、炒匀;注水,加入盐,焖煮约30分钟,转大火收汁,盛出即可。

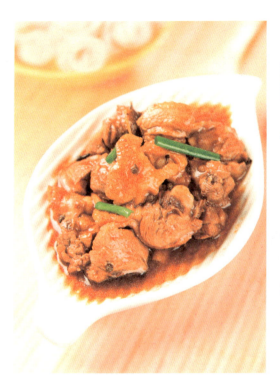

## 丁香多味鸡腿

功效 / 健脾和胃,行气宽中,降逆化痰。

### 材料

鸡腿块320克,丁香、陈皮、葱段、姜片各少许,盐2克,鸡粉2克,生抽4毫升,料酒8毫升,食用油适量

### 做法

1. 起油锅,倒入丁香、陈皮、葱段、姜片,爆香,放入焯过水的鸡腿块,炒匀;加入料酒、生抽、清水,拌匀,煮约10分钟,至食材断生。
2. 加入盐、鸡粉,拌匀,续煮约15分钟,至鸡肉入味即成。

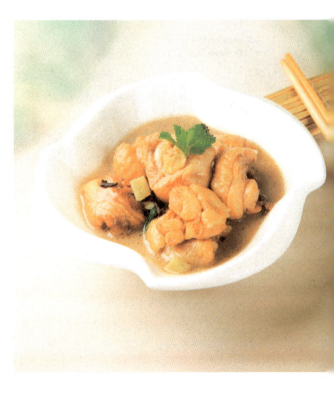

# 花椒

**【基本信息】**

花椒是植物青椒或花椒的干燥成熟果皮，以四川产者为佳，一般在秋季果实成熟时采收，再晒干，除去种子及杂质而成。

**【性味归经】**

性温，味辛。归脾、胃、肾经。

**【功效关键词】**

温中止痛 杀虫止痒

**【用法用量】**

煎汁、泡茶、做菜，3～6克/次。

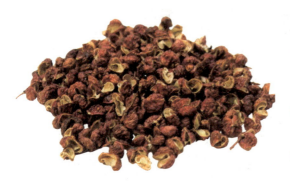

### ★ 如何吃对

1. 中寒腹痛，寒湿吐泻。本品具有温中燥湿、散寒止痛、止呕止泻的功效，可用于治疗外寒内侵、胃寒腹痛、呕吐等症，常与生姜、白豆蔻等同用。

2. 虫积腹痛，湿疹，阴痒。本品有驱蛔杀虫之功，可用于治疗虫积腹痛、手足厥逆、烦闷吐蛔等症，常与乌梅、干姜、黄柏等同用。

### ★ 何为吃错

1. 过食辛辣之物易加重体内湿热，表现为皮肤痤疮、血压升高和鼻出血等。

2. 花椒吃多了易使肺气过盛，耗伤气阴，导致免疫力降低而患感冒，出现咽喉干痛、两眼红赤、鼻腔烘热、口干舌痛以及烂嘴巴、牙痛等"上火"症状。

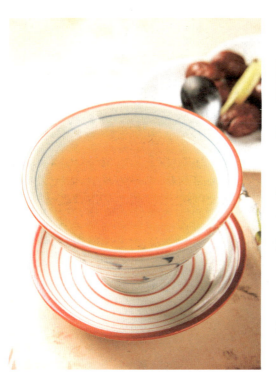

## 花椒姜枣汤

功效 / 增加食欲,芳香健胃,温中散寒。

### 材料
红枣 15 克,花椒 8 克,姜片 10 克

### 做法
1. 将洗净的红枣用刀拍扁。
2. 砂锅中注入适量清水烧热,倒入备好的姜片、花椒、红枣,拌匀,盖上锅盖,烧开后转小火煮约 30 分钟至食材析出有效成分。
3. 关火后盛出煮好的汤汁,滤入碗中即可。

## 花椒生姜粥

功效 / 温中止呕,温肺止咳,补脾和胃。

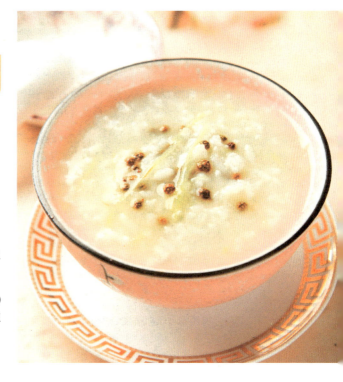

### 材料
大米 300 克,生姜 15 克,花椒少许

### 做法
1. 洗好的生姜切片,切丝。
2. 砂锅中注入适量清水,倒入大米,拌匀,加盖,用大火煮开后转小火煮 30 分钟至大米熟软。
3. 倒入姜丝、花椒,拌匀,续煮 10 分钟至入味,盛出煮好的粥,装在碗中即可。

# 胡椒

**【基本信息】**

胡椒是植物胡椒的干燥近成熟或成熟果实。一般在秋末至次春,当果实呈暗绿色或变红时采收,再加工而成,前者加工品为黑胡椒,后者为白胡椒。

**【性味归经】**

性热,味辛。归胃、大肠经。

**【功效关键词】**

温中散寒 下气消痰

**【用法用量】**

煎汁、做菜:2~4克/次。研末外用:每次0.6~1.5克/次。

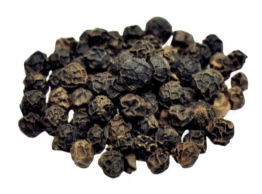

### ★ 如何吃对

1. 胃寒腹痛,呕吐泄泻。本品能温中散寒止痛,用于治疗胃寒脘腹冷痛、呕吐,常与高良姜、荜茇等同用。

2. 癫痫证。本品能下气行滞、消痰宽胸,用于治疗痰气郁滞、蒙蔽清窍的癫痫痰多证,常与荜茇等分为末服。

### ★ 何为吃错

消化道溃疡、咳嗽咯血、痔疮、咽喉炎症、眼疾患者慎食。

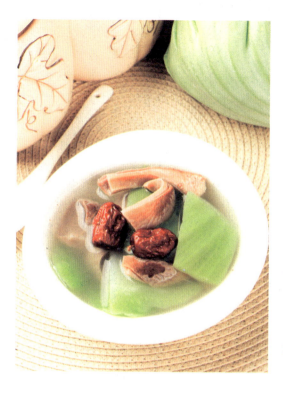

## 芥菜胡椒猪肚汤

功效 / 温中散寒，解毒消肿，开胃消食。

### 材料

熟猪肚 125 克，芥菜 100 克，红枣 30 克，姜片、胡椒粉、盐各适量

### 做法

1. 猪肚切粗条；洗净的芥菜切块。
2. 砂锅注水烧开，倒入猪肚、芥菜、姜片、红枣，拌匀，煮开后转小火煮 1 小时；加入胡椒粉，拌匀，续煮 30 分钟至食材熟透入味。
3. 加入盐，搅拌片刻，盛出煮好的汤，装入碗中即可。

## 芥菜胡椒淡菜汤

功效 / 利气温中，止痛明目，增强免疫力。

### 材料

淡菜肉 70 克，芥菜 100 克，盐、黑胡椒粉各 2 克，食用油适量

### 做法

1. 洗净的芥菜斜刀切成块。
2. 用油起锅，倒入芥菜，翻炒片刻，注水，煮约 1 分钟至沸腾。
3. 倒入洗好的淡菜肉，搅匀，加入盐、黑胡椒粉，搅匀，煮约 2 分钟至食材熟软入味，盛出煮好的汤，装碗即可。

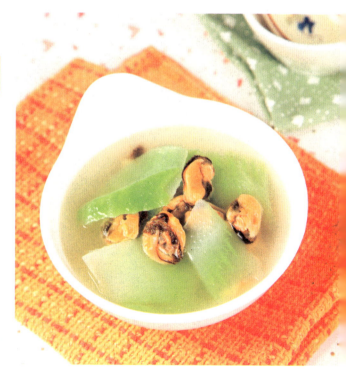

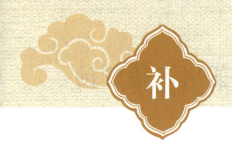

# 补

——补气养阴、健脾补中、补肾壮阳、补血养阴

## 鹿茸

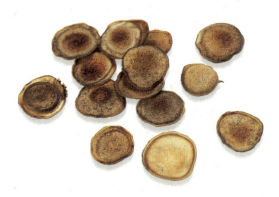

【基本信息】

鹿茸是梅花鹿或马鹿等雄鹿头上尚未骨化而带茸毛的幼角。夏秋两季雄鹿长出的新角尚未骨化时,将角锯下或用刀砍下,用时燎去毛,切片后阴干或烘干入药。

【性味归经】

性温,味甘、咸。归肾、肝经。

【功效关键词】

补肾 壮阳

【用法用量】

内服:研末,1~2克;或入丸、散;亦可泡酒。

### ★ 如何吃对

1. 肾阳虚衰。症见畏寒肢冷、阳痿早泄、头晕耳鸣、精神疲乏等。与人参、黄芪、当归同用可治疗诸虚百损。

2. 腰膝无力。症见腰膝软弱无力,轻者称腰软、膝软,重者称腰膝痿弱,多因肝肾亏损、失于滋养所致。与五加皮、熟地、山萸肉等同用,能强筋骨。

3. 疮疡久溃不敛,阴疽疮肿内陷不起。常与当归、肉桂等配伍来补阳气、益精血,从而达到温补内托的目的。

### ★ 何为吃错

1. 阴虚阳亢、血分有热、胃火炽盛、肺有痰热及外感热病者均忌服。

2. 服用鹿茸宜从小量开始,缓缓增加,不宜骤用大量,以免助火动血导致头晕目赤。

## 鹿茸蒸蛋羹

> 功效 / 本品具有行血化瘀、消肿解毒、生肌等功效。

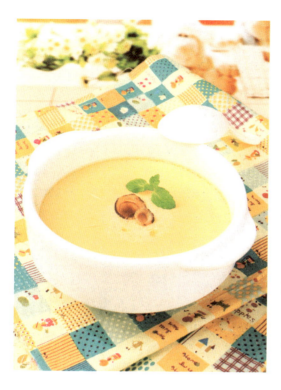

**材料**

鹿茸片2克，鸡蛋2个，水100毫升，盐2克

**做法**

1. 用剪刀将鹿茸片剪成细丝，装入碗中，用清水浸泡10分钟。
2. 鸡蛋打入碗中，打散搅匀；将鹿茸和鹿茸水一起倒入蛋液中，搅匀；将保鲜膜封住装有蛋液的碗口。
3. 蒸锅中放入蛋羹，蒸约10分钟后取出，将保鲜膜去除即可。

## 鹿茸竹笋烧虾仁

> 功效 / 本品具有化瘀解毒、益气滋阳、通络止痛等功效。

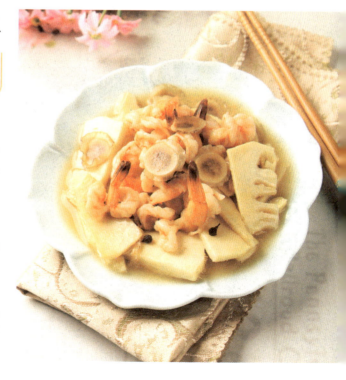

**材料**

虾仁150克，竹笋200克，鹿茸5克，鸡汤200毫升，花椒少许，料酒8毫升，鸡粉2克，盐2克，食用油适量

**做法**

1. 处理好的竹笋切片，焯水；处理好的虾仁横刀切开，去除虾线。
2. 起油锅，倒入花椒、笋片、虾仁、鹿茸，淋入料酒，翻炒去腥；倒入鸡汤，加入盐、鸡粉，炒匀；大火焖20分钟使食材入味即可。

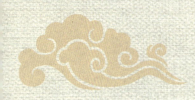

# 杜仲

**【基本信息】**

药材杜仲是植物杜仲的树皮。常于4~6月采收,去粗皮堆置"发汗"至内皮呈紫褐色,晒干。外形多为平坦的板片状或卷片状,大小厚薄不一,一般厚3~10毫米,长40~100厘米。

**【性味归经】**

性温,味甘。归肝、肾经。

**【功效关键词】**

补肾 安胎

**【用法用量】**

内服煎煮成药汤服用,一般用量在10~15克。

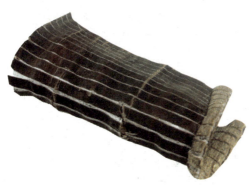

### ★如何吃对

1. 肾虚腰痛。症见疲惫乏力、畏寒怕冷、四肢发凉、腰膝酸痛。可与胡桃肉、补骨脂同用改善不良症状。

2. 胎动不安。症见妇女妊娠期出现腰酸腹痛,胎动下坠或阴道少量流血。与桑寄生、阿胶等配伍用治滑胎。

3. 筋伤骨折。症状为各种暴力或慢性劳损等原因所造成筋的损伤,或脚膝折损。可与当归、木瓜、黄芪等同用。

### ★何为吃错

阴虚火旺者慎服。

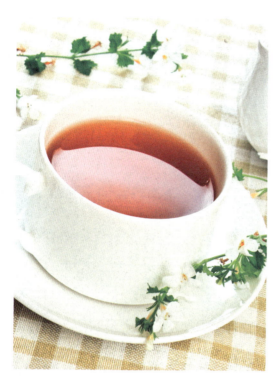

## 夏枯草杜仲茶

功效 / 本品可补益肝肾、强身健骨、降血压。

### 材料
夏枯草 12 克,杜仲 15 克

### 做法
1. 砂锅注水烧开,放入备好的夏枯草、杜仲,搅拌均匀。
2. 盖上盖,用小火煮 20 分钟,至药材析出有效成分。
3. 揭开盖,将药材及杂质捞干净;关火后盛出煮好的药汁,装入碗中,待稍微放凉即可饮用。

## 杜仲枸杞骨头汤

功效 / 本品具有补益肝肾、强筋壮骨、固经安胎的效果。

### 材料
杜仲枸杞骨头汤汤料包 1/2 包(杜仲、枸杞、核桃仁、黑豆、红枣),筒骨 200 克,水 800～1000 毫升,盐适量

### 做法
1. 黑豆清水泡发 1 小时;枸杞、杜仲、红枣分别用清水泡发 10 分钟。
2. 砂锅注水,倒入焯过水的筒骨、红枣、杜仲、黑豆、核桃,搅拌匀,烧开后转小火煮 2 小时;倒入枸杞,续煮 20 分钟;加入盐,调味即可。

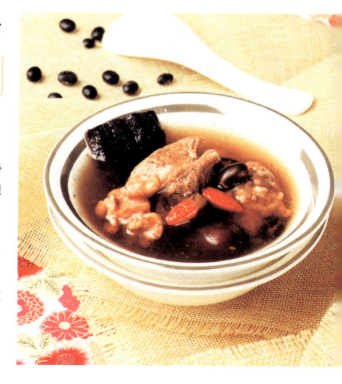

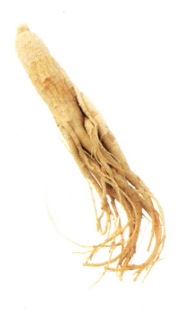

# 人参

【基本信息】

药材人参为植物人参的根。野生者名"山参";栽培者称"园参",园参一般应栽培6~7年后收获。鲜参洗净后干燥者称"生晒参";蒸制后干燥者称"红参";加工断下的细根称"参须"。山参经晒干称"生晒山参"。常以切片或粉碎用。

【性味归经】

性平,味甘、微苦。归肺、脾、心经。

【功效关键词】

补气 生津

【用法用量】

煎服,3~19克;挽救虚脱可用15~30克。

## ★ 如何吃对

1. 元气虚脱证。症见头晕、心悸、气短、汗出、口渴、食欲缺乏、倦怠乏力等。常与麦冬、五味子配伍,以补气养阴、敛汗固脱。

2. 肺脾心肾气虚证。症见气短喘促、懒言声微、咳喘痰多等。常与五味子、苏子、杏仁等药同用。

3. 热病气虚、津伤口渴及消渴证。症见面色萎黄、肌肉消瘦、烦渴多饮、口干舌燥、尿频量多等。常与知母、石膏同用。

## ★ 何为吃错

1. 不能与藜芦、五灵脂制品同服,服药期间不宜同吃萝卜或喝浓茶。

2. 在烹调人参时,最好把人参切断或者拍碎,因为芦头容易引起呕吐,故应去掉。

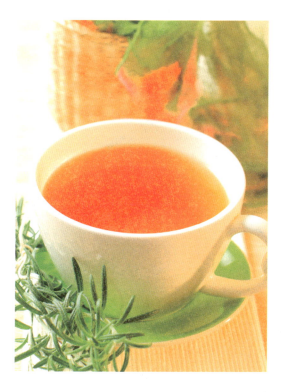

## 人参红枣茶

功效 / 本品具有补脾益肺、生津止渴、安神益智等功效。

### 材料
人参 10 克,红枣 15 克

### 做法
1. 砂锅注水烧热,倒入洗好的红枣、人参,拌匀。
2. 盖上盖,煮开后用小火煮 30 分钟至药材析出有效成分。
3. 揭盖,关火后盛出煮好的药茶,装入碗中,趁热饮用即可。

## 人参滋补汤

功效 / 本品对营养不良、畏寒怕冷、贫血等症有良好的食疗作用。

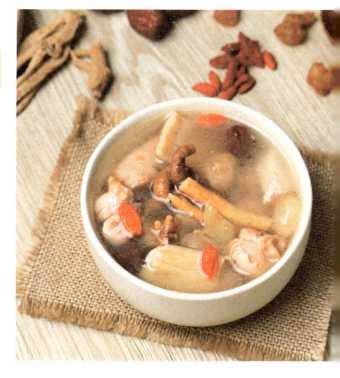

### 材料
鸡肉 300 克,猪瘦肉 35 克,人参、党参、黄芪、龙眼、枸杞、红枣、姜片各适量,高汤、盐、鸡粉各适量

### 做法
1. 将焯过水的鸡块、瘦肉放入炖盅,再加入洗净的药材和姜片,备用。
2. 取锅,倒入高汤煮沸,加盐、鸡粉调味;将高汤舀入炖盅,加上盖。
3. 炖锅注水,放入炖盅,加盖炖 1 小时,盛出即可。

# 西洋参

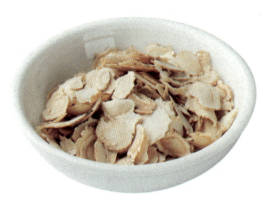

**【基本信息】**

药材西洋参为植物西洋参的根。其以条匀、质硬、体轻、表面横纹紧密、气清香、味浓者为佳。常于秋季采挖生长了3～6年的根,多切片使用。

**【性味归经】**

性凉,味甘、微苦。归肺、心、肾、脾经。

**【功效关键词】**

补气 清热

**【用法用量】**

以内服居多,可煮成药汤服用,一般用量3～10克。也可直接咀嚼服用,每次2～3克,或使用制成丸、胶囊的药剂,每次约1克即可。

### ★ 如何吃对

1. 气阴两伤证。症见大汗、大泻、大失血、神疲乏力、气短息促、尿短赤涩、大便干结、舌燥等。常与麦冬、五味子等养阴生津、敛汗之品同用。

2. 肺气虚及肺阴虚证。症见短气喘促、咳嗽痰少,或痰中带血等。可与养阴润肺的玉竹、麦冬,及清热化痰止咳之川贝母等品同用。

3. 热病气虚、津伤口渴及消渴证。症见身热汗多、口渴心烦、体倦少气。常与西瓜翠衣、竹叶、麦冬等品同用。

### ★ 何为吃错

1. 体质虚寒、胃有寒湿、风寒咳嗽、消化不良的人不宜服用西洋参。

2. 流行性感冒、发烧未退者不宜用,否则内火无法发透,会产生寒热现象。

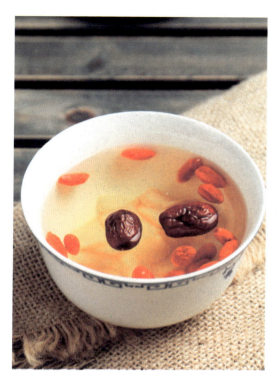

## 西洋参枸杞汤

功效 / 本品可补肺降火、养胃生津、益气安神。

**材料**

西洋参 3 克，红枣 7 ~ 8 颗，枸杞适量

**做法**

1. 将西洋参切片，备用。
2. 将西洋参、红枣放到炖盅里，加入适量清水，隔水炖两个小时。
3. 盛出前加入枸杞略闷一会儿即可。

## 西洋参糙米粥

功效 / 本品具有养胃消食、增强免疫力等功效。

**材料**

糙米 100 克，淡竹叶 1 克，西洋参 2 克，麦冬 3 克，冰糖少许

**做法**

1. 砂锅注水烧开，倒入淡竹叶，拌匀，略煮片刻至其析出有效成分，捞出。
2. 倒入糙米、麦冬、西洋参，拌匀。
3. 盖上锅盖，烧开后转小火煮约 90 分钟至食材熟软；倒入冰糖，煮至冰糖溶化后盛出即可。

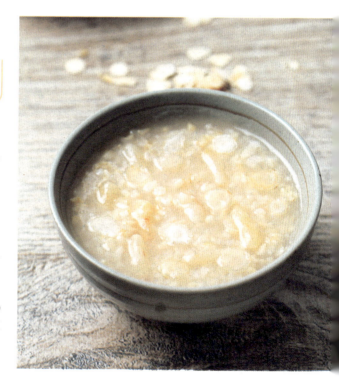

# 熟地黄

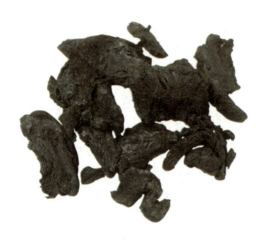

**【基本信息】**

药材熟地黄为玄参科植物地黄的块根，经加工而成。通常以酒、砂仁、陈皮为辅料经反复蒸晒，至内外色黑油润，质地柔软黏腻，再切片用，或炒炭用。

**【性味归经】**

性微温，味甘。归肝、肾经。

**【功效关键词】**

补血 滋阴

**【用法用量】**

多为内服、煎煮成药汤服用，一般用量在9～15克，大剂量可用到30克。

## ★ 如何吃对

1. 血虚诸证。症见面色萎黄、眩晕心悸、失眠及月经不调、崩中漏下等，常与当归、白芍、川芎同用。

2. 肝肾阴虚诸证。症见腰膝酸软、遗精、盗汗、耳鸣、耳聋及消渴等，常与山药、山茱萸等同用。亦可与何首乌、牛膝、菟丝子等配伍，治精血亏虚、须发早白。

## ★ 何为吃错

1. 本品性质黏腻，较生地黄更甚，有碍消化，凡脘腹胀痛、大便泄泻者忌服。

2. 肝阳上亢而无肝肾虚的高血压病者忌用或慎用。

3. 急性支气管炎，临床表现咯血而带痰火者也不宜用。

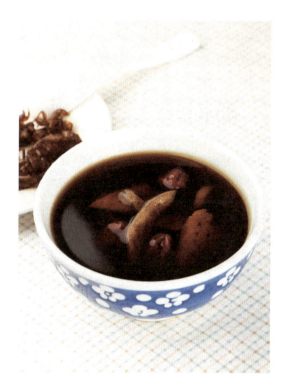

# 熟地黄猪肝汤

功效 / 本品具有补血滋润、益精填髓的功效。

### 材料

蝉蜕 6 克，红枣 15 克，熟地黄 20 克，猪肝 100 克，姜片 20 克，鸡粉 2 克，料酒 8 毫升，盐适量

### 做法

1. 处理好的猪肝切片，焯水，备用。
2. 砂锅注水烧开，加入蝉蜕、熟地黄、姜片、猪肝，放入盐，淋入料酒，拌匀，烧开后用小火煮 30 分钟。
3. 放入鸡粉，搅使食材入味，盛出稍微放凉即可食用。

# 熟地炖甲鱼

功效 / 本品具有滋阴壮阳、清除疲劳、补肾健骨等功效。

### 材料

甲鱼 300 克，熟地 8 克，枸杞 5 克，姜片少许，料酒 7 毫升，盐 2 克

### 做法

1. 砂锅注水烧开，倒入焯过水的甲鱼、枸杞、姜片、熟地，拌匀；淋入料酒，搅拌片刻。
2. 盖上锅盖，烧开后转小火炖 20 分钟至析出营养成分。
3. 加入盐，搅匀调味，关火后将煮好的甲鱼盛出装入碗中即可。

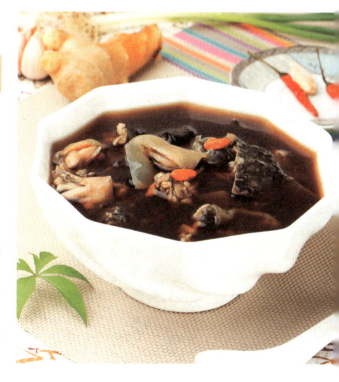

# 枸杞子

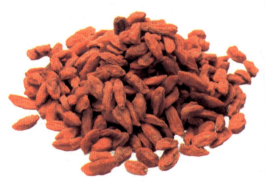

【基本信息】
药材枸杞子为茄科植物宁夏枸杞的成熟果实。于夏秋二季果实呈橙红色时采收，晾至皮皱后，再晒至外皮干硬、果肉柔软，即可生用。

【性味归经】
性平，味甘。归肝、肾经。

【功效关键词】
滋补 明目

【用法用量】
枸杞多为内服、煎煮成药汤服用，一般用量5～10克，也可以泡茶饮用，或将蒸熟的枸杞直接嚼食。

### ★ 如何吃对

1. 肝肾阴虚及早衰证。症见头晕目眩、腰膝酸软、遗精滑泄、耳聋、牙齿松动、须发早白、失眠多梦以及肝肾阴虚、潮热盗汗、消渴等。可取枸杞子5克，泡茶饮用。

2. 眼睛缺乏精血滋养，常表现为两目干涩少津、内障目昏、易感疲劳等。常与熟地、山茱萸、山药、菊花等品同用。

### ★ 何为吃错

1. 外邪实热、脾虚有湿及泄泻者忌服。

2. 选购时，须避免颜色太过鲜亮的，因为这可能曾被硫黄熏过，品质可能已受到影响，吃起来也会有酸味。

## 莲子枸杞子汤

功效 / 本品有补中益气、健脾益肺的功效。

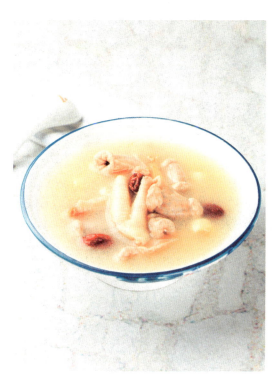

### 材料

猪小肠 300 克，鸡爪 350 克，水发莲子 100 克，党参 25 克，红枣 15 克，枸杞子 8 克，姜片、料酒、盐各适量

### 做法

1. 处理干净的猪小肠切段，焯水；鸡爪洗净切去爪尖，斩块，焯水。
2. 砂锅注水烧开，放入莲子、党参、红枣、枸杞、姜片，倒入鸡爪和小肠，淋入料酒，拌匀，用小火煮 1 小时。
3. 放入盐，搅拌至食材入味即可。

## 枸杞五味子饮

功效 / 本品可保肝护肾。

### 材料

核桃仁 20 克，枸杞子 8 克，五味子 4 克

### 做法

1. 砂锅中注入适量清水烧开，倒入准备好的核桃仁，放入洗净的枸杞、五味子，用勺搅拌均匀。
2. 盖上盖，用小火煮 15 分钟，至药材析出有效成分。
3. 揭开盖子，持续搅拌片刻，把煮好的药汁盛出，装入碗中即可。

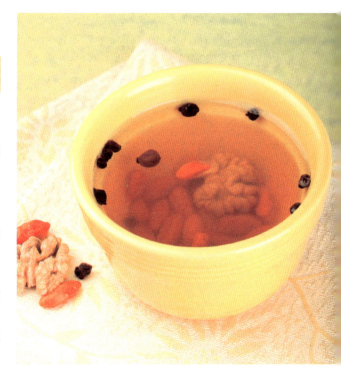

# 阿胶

**【基本信息】**

阿胶为马科动物驴的皮,经漂泡去毛后熬制而成的胶块。其一般为整齐的长方形块状,长约8.5厘米,宽约3.7厘米,厚0.7~1.5厘米。质量较佳的阿胶表面为棕黑色或乌黑色,平滑、有光泽。

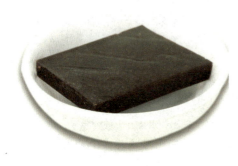

**【性味归经】**

性平,味甘。归肺、肝、肾经。

**【功效关键词】**

补血 滋阴

**【用法用量】**

内服烊化阿胶5~10克;炒阿胶可入汤剂或丸、散。

## ★ 如何吃对

1. 血虚证。常表现为面色淡白或萎黄,口唇、眼睑、爪甲色淡,心悸多梦,手足发麻,舌淡脉细等。常配熟地、当归、芍药等同用。

2. 出血证。症见妊娠尿血、便血或吐血、崩漏下血等。可单味炒黄为末后服用。

3. 肺阴虚燥咳证。症见燥咳痰少、咽喉干燥、痰中带血。常配马兜铃、牛蒡子、杏仁等同用。

## ★ 何为吃错

1. 阿胶质地黏腻,有碍消化,脾胃虚弱者慎用。

2. 素体内热较重,有口干舌燥、潮热盗汗时也不适宜服用阿胶。

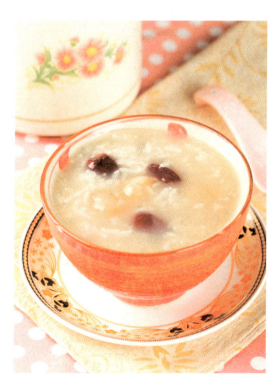

## 桂圆阿胶红枣粥

功效 / 本品益气固摄、养血止血，适用于产后气虚、神倦无力等症。

### 材料

水发大米180克，桂圆肉30克，红枣35克，阿胶15克，白糖30克，白酒少许

### 做法

1. 砂锅注水烧开，倒入洗净的大米，拌匀；加入红枣、桂圆肉，盖上盖，用小火煮30分钟至其熟软。
2. 加入阿胶，倒入少许白酒，搅拌匀，盖上盖，用小火续煮10分钟；加入白糖，搅拌匀，煮至溶化即可。

## 阿胶乌鸡汤

功效 / 本品有益气补血、滋阴润燥的功效。

### 材料

乌鸡肉500克，阿胶15克，当归12克，甘草12克，姜片20克，盐1克，鸡粉1克，料酒10毫升

### 做法

1. 砂锅注水烧开，倒入焯过水的乌鸡肉，放入洗净的当归、甘草、姜片，淋入料酒，用小火煮40分钟。
2. 放入阿胶，用小火续煮5分钟至溶化；放入盐、鸡粉，拌匀；关火后把煮好的汤料盛出，装入碗中即可。

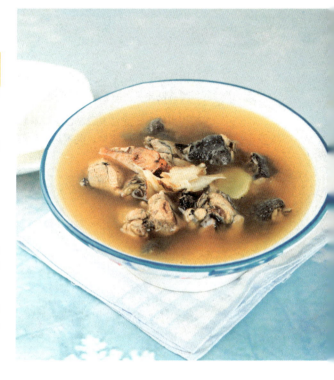

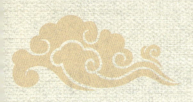

# 百合

**【基本信息】**

百合为百合科植物百合、细叶百合、麝香百合及其同属多种植物鳞茎的鳞叶。一般在秋季采挖。洗净后剥取鳞叶，置沸水中略烫，干燥后生用或蜜炙用。

**【性味归经】**

性微寒，味甘。归肺、心、胃经。

**【功效关键词】**

补肺 安神

**【用法用量】**

百合多为内服、煎煮或药汤服用，一般用量9～15克，大剂量可用到30克。

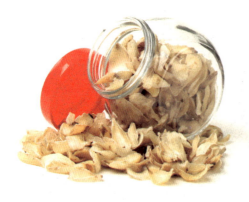

### ★如何吃对

1. 肺阴虚证。症见干咳少痰、咯血或咽干音哑。常与生地、玄参、桔梗、川贝母等同用。

2. 阴虚内热证。症见失眠、心悸、神志恍惚、情绪不能自主、口苦、小便赤、脉微数等。常与麦冬、酸枣仁、丹参、生地黄、知母等清心安神、养阴清热之品同用。

### ★何为吃错

凡风寒咳嗽、脾虚便溏者不宜选用。

## 淮山百合薏米汤

功效 / 本品滋补养颜，淮山健脾益胃，百合清新去火，薏米祛湿。

**材料**

淮山百合薏米汤料包 1/2 包，排骨块 200 克，盐 2 克

**做法**

1. 将汤料装入碗中，清水泡发 10 分钟；排骨块焯水，备用。
2. 砂锅注水，倒入排骨块、淮山药、薏米、玉竹，拌匀，煮开后转小火煮 100 分钟；放入龙牙百合、枸杞，拌匀，续煮 20 分钟至食材软熟。
3. 加入盐，搅拌至入味即可。

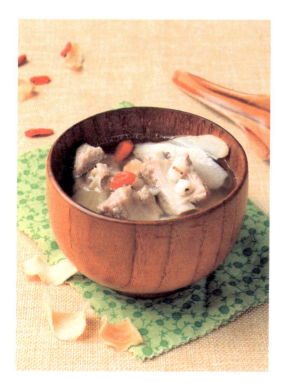

## 润肺百合蒸雪梨

功效 / 本品具有润肺清燥、止咳化痰、养血生肌等作用。

**材料**

雪梨 2 个，鲜百合 30 克，蜂蜜适量

**做法**

1. 将洗净去皮的雪梨从四分之一处切开，掏空果核，制成雪梨盅，装在蒸盘中，填入洗净的鲜百合，淋上蜂蜜，待用。
2. 备好电蒸锅，烧开水后放入蒸盘，蒸约 15 分钟，至食材熟透。
3. 断电后揭盖，取出蒸盘，稍微冷却后即可食用。

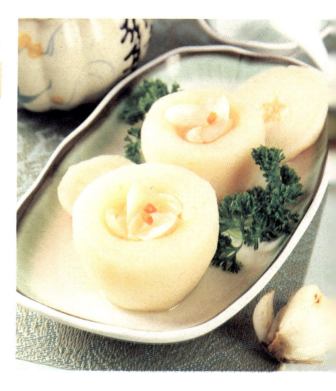

# 麦冬

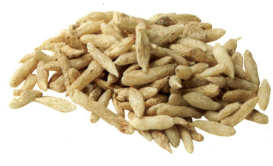

【基本信息】

麦冬为百合科植物大麦冬的干燥块茎。夏季采挖，洗净，反复暴晒、堆置，至七八成干，除去须根，干燥。干品麦冬呈纺锤形，两端略尖，表面黄白色或淡黄白，有细纵纹，气微香。

【性味归经】

性微寒，味甘、微苦。归心、肺、胃经。

【功效关键词】

补肺 清心

【用法用量】

煎服或泡水服，每次 10～15 克。

### ★ 如何吃对

1. 肺虚阴伤证。症见汗多、心悸，咽干久咳，少痰或痰黏不爽等。常与半夏、五味子等配伍。

2. 肺胃津伤消渴证。症见久泄久利、大肠津脱、虚火上炎之喜唾、喉干难忍、引饮无度等。常与乌梅配伍。

### ★ 何为吃错

脾胃虚寒泄泻、胃有痰饮湿浊及暴感风寒咳嗽者均忌服。

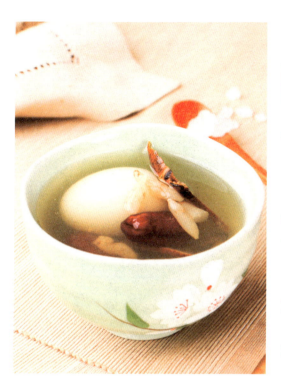

## 麦冬鸡蛋茶

功效 / 本品养阴生津、清心润肺，用于肺燥干咳、肠燥便秘等病症。

### 材料

桑寄生 10 克，麦冬 10 克，熟鸡蛋 2 个，红枣 20 克，冰糖 30 克

### 做法

1. 砂锅注水，倒入桑寄生、洗净的红枣、麦冬，放入鸡蛋，加入冰糖，搅拌均匀。
2. 用大火煮开后转小火续煮 1 小时至药材有效成分析出。
3. 揭盖，搅拌一下，关火后盛出药膳茶和鸡蛋，装碗即可。

## 麦冬瘦肉汤

功效 / 本品具有养阴润肺、清心除烦、益胃生津等功效。

### 材料

瘦肉块 100 克，五味子、麦冬、党参各 10 克，姜片少许，盐、鸡粉各 1 克

### 做法

1. 砂锅注水，倒入焯过水的瘦肉块，放入姜片、五味子、麦冬、党参，搅拌均匀，用大火蒸续煮 90 分钟至药材有效成分析出。
2. 揭盖，加入盐、鸡粉，搅匀调味，关火后盛出煮好的汤，装碗即可。

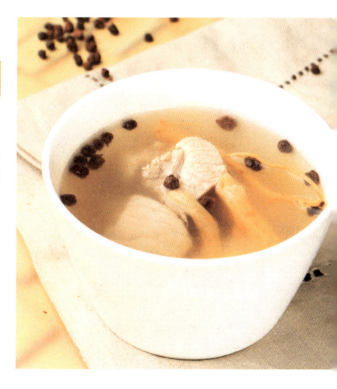

# 祛

——祛风解表、祛风止痛、祛风散寒、祛风除湿

## 防风

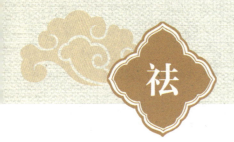

【基本信息】

防风为伞形科植物防风的根。春、秋二季采挖未抽花茎植株的根，除去须根及泥沙，晒干，切片即可。

【性味归经】

性微温，味辛甘。归膀胱、肝、脾经。

【功效关键词】

祛风 止痒

【用法用量】

煎服，4.5～9克。

### ★ 如何吃对

1. 外感表证。症见头痛身痛、咽痛口渴、发热恶风、身重肢痛。常配以荆芥、羌活、独活等药同用。

2. 风疹瘙痒证。症状主要表现为皮肤瘙痒。常与白芷、苍耳子、薄荷、土茯苓、当归等配伍。

3. 破伤风证。症见肌肉痉挛、四肢抽搐、项背强急、角弓反张等。常与天麻、天南星、白附子等祛风止痉药同用。

### ★ 何为吃错

血虚痉急或头痛不因风邪者忌服。

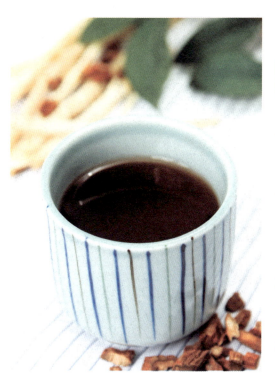

## 党参防风枸杞茶

功效 / 本品具有补中益气、健脾益肺的功效。

### 材料

党参 5 克，防风 5 克，枸杞 2 克

### 做法

1. 取茶壶，放入党参、防风和枸杞，再冲入适量开水，浸泡片刻后把水倒掉，以达到冲洗的效果。
2. 继续往茶壶中冲入开水，至八九分满，加盖焖 10 分钟左右，至有效成分析出。
3. 取茶杯，倒入茶壶中的茶汁，趁热饮用即可。

## 熟地防风茶

功效 / 本品具有补益气血、清热除烦的功效。

### 材料

熟地黄 10 克，防风 6 克

### 做法

1. 取茶壶，放入熟地黄和防风，再冲入适量开水，浸泡片刻后把水倒掉，以达到冲洗的效果。
2. 继续往茶壶中冲入开水，至八九分满，加盖焖 10 分钟左右，至有效成分析出。
3. 取茶杯，倒入茶壶中的茶汁，趁热饮用即可。

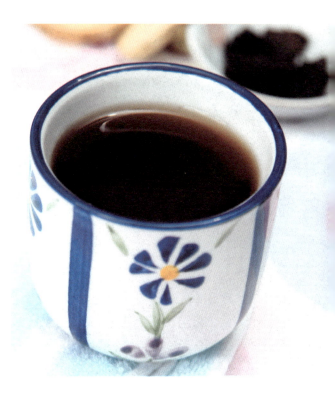

# 白芷

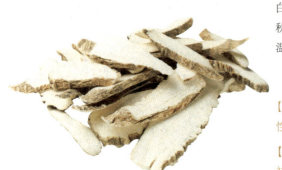

**【基本信息】**
白芷为伞形科植物白芷或杭白芷的干燥根。夏、秋间叶黄时采挖,除去须根及泥沙,晒干或低温干燥。

**【性味归经】**
性温,味辛。归肺、胃、大肠经。

**【功效关键词】**
祛风 消肿

**【用法用量】**
煎服3～9克,或入丸、散。

## ★如何吃对

1. 风寒感冒证。症见头身疼痛、鼻塞不通、浊涕不止、前额疼痛等。常与防风、羌活、川芎、苍耳子、辛夷等药同用。

2. 疮痈肿毒证。症见疮疡红肿热痛、疮疡脓成难溃等。可与金银花、当归、人参、黄芪等药配伍。

3. 疼痛证。症见头额痛,眉棱骨痛,牙龈肿痛,关节疼痛、屈伸不利等。常与防风、细辛、川芎等配伍。

## ★何为吃错

白芷辛香温燥,阴虚血热者忌服。

## 菊花白芷茶

功效 / 本品具有祛风、燥湿、消肿、止痛等功效。

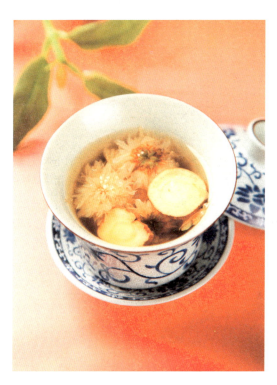

### 材料
菊花、白芷各 5 克

### 做法

1. 取一个茶杯,倒入白芷、菊花。
2. 加入开水。
3. 盖上盖,泡约 10 分钟至药材析出有效成分。
4. 揭盖,待放凉后即可饮用。

## 玉竹白芷润肺汤

功效 / 本品具有养心阴、降血脂、润燥、增强免疫力等功效。

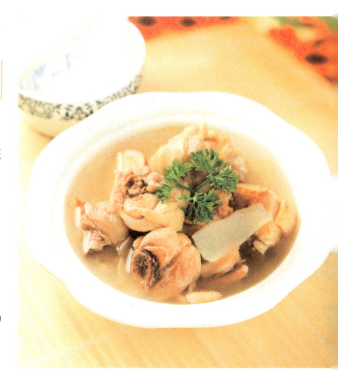

### 材料
鸡腿 700 克,薏米 100 克,白芷、玉竹各 10 克,葱段、姜片各少许,盐、鸡粉各 2 克,料酒 10 毫升

### 做法

1. 砂锅注水烧热,倒入玉竹、白芷、薏米,拌匀,用大火煮 30 分钟。
2. 倒入焯过水的鸡腿,放入姜片、葱段,加入料酒,拌匀,续煮 10 分钟至食材熟软;加入盐、鸡粉,拌匀调味即可。

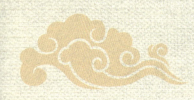

# 苍术

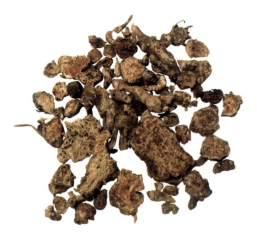

【基本信息】
苍术为菊科植物茅苍术或北苍术的干燥根茎。春、秋二季采挖,晒干。切片,生用、麸炒或米泔水炒用。

【性味归经】
性温,味辛、苦。归脾、胃、肝经。

【功效关键词】
祛湿 明目

【用法用量】
内服:煎汤,4.5~9克;熬膏或入丸、散。

### ★ 如何吃对

1. 湿阻中焦证。症见脘腹胀闷、呕恶食少、吐泻乏力、舌苔白腻等。常与厚朴、陈皮等配伍。

2. 补虚明目。常用于夜盲症及眼目昏涩。可单用,或与羊肝、猪肝蒸煮同食。

3. 风湿痹证。症见肢体关节及肌肉酸痛、麻木、重着、屈伸不利等。常与薏苡仁、独活、牛膝、黄柏等配伍。

### ★ 何为吃错

阴虚内热,气虚多汗者忌用。

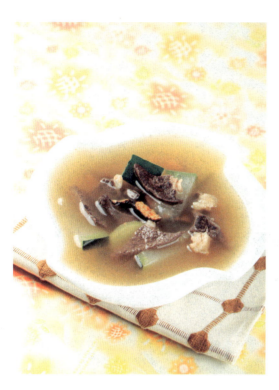

## 苍术冬瓜猪胰汤

功效 / 本品具有润肺生津、清热祛暑、解毒的功效。

### 材料

冬瓜 150 克，猪胰 80 克，苍术、姜片各少许，盐 2 克

### 做法

1. 冬瓜洗净切块；猪胰洗净切块，焯水，备用。
2. 砂锅注水，放入姜片、苍术，倒入焯过水的猪胰，搅匀，烧开后用小火炖 20 分钟；倒入冬瓜，搅匀，用小火炖 15 分钟，至食材熟透。
3. 放入盐，搅匀调味即可。

## 苍术炖猪肚

功效 / 本品具有补虚损、健脾胃等功效。

### 材料

猪肚 270 克，红枣 15 克，苍术、陈皮、甘草、厚朴、姜片、葱花各少许，盐、鸡粉各 2 克，料酒少许

### 做法

1. 处理好的猪肚切条形，焯水，备用。
2. 砂锅注水烧开，倒入猪肚、红枣、姜片和药材，淋入少许料酒，烧开后用小火炖约 40 分钟至食材熟透。
3. 加入盐、鸡粉，拌匀调味，盛出后撒上葱花即可。

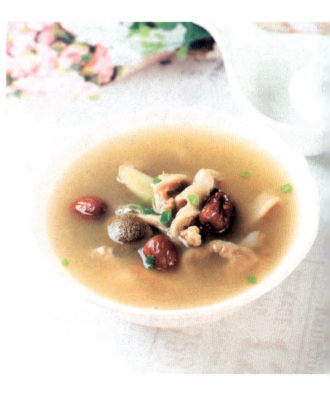

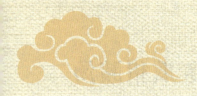

# 独活

**【基本信息】**

独活为伞形科植物重齿毛当归的干燥根。春初或秋末采挖,除去须根及泥沙,炕至半干,堆置2~3天,发软后再炕至全干。

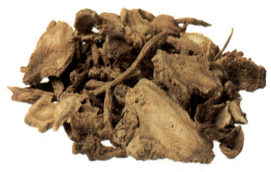

**【性味归经】**

性微温,味辛、苦。归肾、膀胱经。

**【功效关键词】**

祛湿 散寒

**【用法用量】**

内服:煎汤,3~9克;浸酒或入丸、散。外用:煎水洗。

★ 如何吃对

1. 风寒湿痹证。症见肌肉、腰背、腰膝、腿足关节疼痛、关节屈伸不利等。常与当归、白术、牛膝等配伍。

2. 风寒挟湿表证。症见头痛头重、肌肉酸痛等。多与羌活、藁本、防风等配伍。

3. 少阴头痛证。症见头痛等。常与细辛、川芎等配伍。

★ 何为吃错

1. 独活性较温,盛夏时要慎用。

2. 阴虚血燥者慎服。

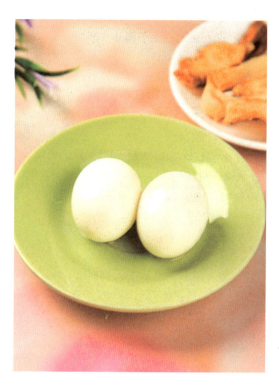

## 独活煮鸡蛋

功效 / 本品具有保护肝脏、健脑益智、补铁等功效。

### 材料
独活 10 克，鸡蛋 2 个

### 做法
1. 砂锅注水，放入备好的独活、鸡蛋，用大火煮开后转小火煮 20 分钟，至食材熟透。
2. 捞出鸡蛋，把蛋壳稍微敲碎，将鸡蛋放回锅中，续煮 15 分钟至药材有效成分渗入鸡蛋中。
3. 揭盖，捞出鸡蛋，待放凉后剥去蛋壳即可食用。

## 独活枸杞甘草茶

功效 / 本品能有效缓解头疼、益气补中。

### 材料
独活 10 克，甘草 10 克，枸杞适量

### 做法
1. 取茶壶，放入独活、甘草和枸杞，再冲入适量开水，浸泡片刻后把水倒掉，达到冲洗的效果。
2. 往茶壶中冲入开水，至八九分满，加盖焖 10 分钟左右，至有效成分析出。
3. 取茶杯，倒入茶壶中的茶汁，趁热饮用即可。

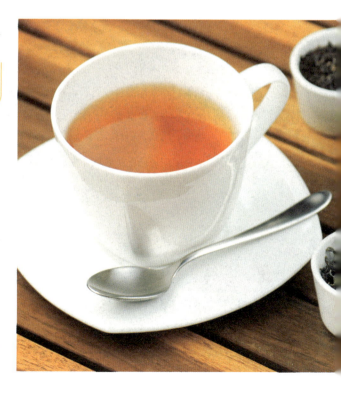

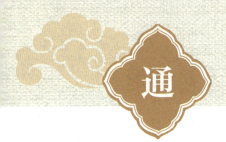

## 通

——活血祛瘀、通利鼻窍、泻下通便、通气下乳

# 丹参

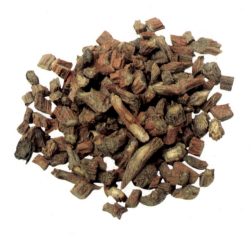

【基本信息】

丹参为唇形科植物丹参的根。多为栽培，全国大部分地区均有。春、秋两季采挖，除去茎叶，洗净，润透，切成厚片，晒干。

【性味归经】

性微寒，味苦。归心、心包、肝经。

【功效关键词】

活血调经 除烦安神

【用法用量】

内服：煎汤，9～15克；或入丸、散。外用：熬膏涂或煎水熏洗。

### ★ 如何吃对

1　血热瘀滞证。症见月经不调、闭经痛经、产后瘀滞腹痛等。可单用研末酒调服，亦常配川芎、当归、益母草等药用。

2　瘀血病证。症见血瘀心痛、脘腹疼痛、跌打损伤等。可配伍砂仁、檀香、当归、防风等药材。

3　心神不宁证。症见烦躁不安、神志昏迷不清、心悸失眠等。可配伍生地、玄参、黄连、竹叶、酸枣仁、柏子仁等。

### ★ 何为吃错

1　不宜与藜芦同用。

2　孕妇慎用。

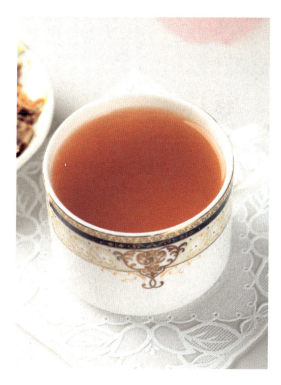

## 银花丹参饮

功效 / 本品清热解毒，可清除血管自由基并有助于降低血压。

**材料**
金银花 5 克，丹参 5 克

**做法**

1. 砂锅注水烧开，倒入洗净的金银花、丹参，煮沸后用小火煮约 15 分钟，至其析出有效成分。
2. 揭盖，拌煮一会儿，再盛出煮好的药茶。
3. 滤取茶汁，装入茶杯中即成。

## 丹参桃仁蜂蜜饮

功效 / 本品具有降脂降糖、活血祛瘀、清润养生等功效。

**材料**
丹参 10 克，桃仁 15 克，蜂蜜少许

**做法**

1. 砂锅注水烧热，倒入备好的桃仁、丹参，烧开后用小火煮约 20 分钟至其析出有效成分。
2. 揭开盖，搅拌几下。
3. 关火后盛出药茶，装入杯中，加入蜂蜜，搅拌匀，趁热饮用即可。

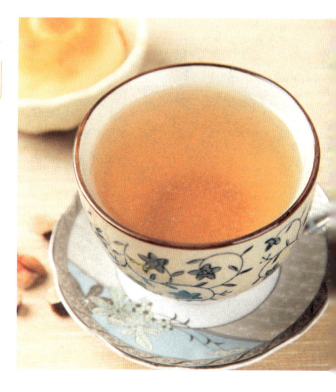

# 苍耳子

【基本信息】

苍耳子为菊科植物苍耳的干燥成熟带总苞的果实。秋季果实成熟时采收，干燥，除去梗、叶等杂质。

【性味归经】

性温，味辛、苦。有毒。归肺经。

【功效关键词】

通鼻窍 祛风湿

【用法用量】

煎服，3~9克；或入丸、散。

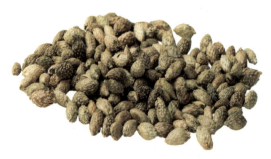

### ★ 如何吃对

1. 风寒感冒证。症见恶寒发热、头身疼痛、鼻塞流涕。可与防风、白芷、羌活、藁本等其他发散风寒药同用。
2. 鼻渊证。症见鼻塞、前额及鼻内胀痛、不闻香臭、时流浊涕等。常与辛夷、白芷、薄荷、黄芩等散风寒、通鼻窍药配伍。
3. 风湿痹证。症见风湿痹痛、关节疼痛、四肢拘挛等。可单用，或与羌活、威灵仙、木瓜等药同用。

### ★ 何为吃错

1. 血虚头痛者不宜服用。
2. 过量服用易致中毒。

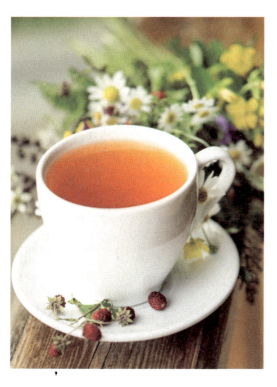

## 苍耳子蜂蜜茶

功效 / 本品具有散风、除湿、通窍等功效。

**材料**

苍耳子 12 克，蜂蜜适量

**做法**

1. 取碗，注入适量清水，放入备好的苍耳子，清洗一遍，去除杂质后捞出，沥干水分，待用。
2. 取茶壶，倒入沥干后的苍耳子，注入适量开水，至八九分满，加盖闷约 10 分钟，至其析出有效成分。
3. 另取一个干净的茶杯，倒入茶壶中的茶汁，调入适量蜂蜜即可饮用。

## 苍耳子金银花茶

功效 / 本品有通畅鼻腔、祛风止痛的作用。

**材料**

苍耳子 8 克，金银花 2 克，蜂蜜适量

**做法**

1. 取碗，注入适量清水，放入苍耳子，清洗一遍，去除杂质后捞出，沥干；重复该步骤将金银花也清洗干净。
2. 取茶壶，倒入苍耳子和金银花，注入开水至八九分满，加盖闷约 10 分钟，至其析出有效成分。
3. 另取一个干净的茶杯，倒入茶壶中的茶汁，调入适量蜂蜜即可饮用。

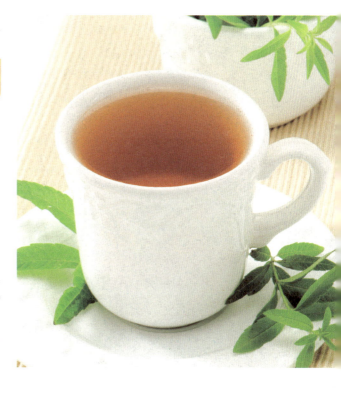

# 番泻叶

【基本信息】
番泻叶为豆科植物狭叶番泻或尖叶番泻的干燥小叶。通常于9月采收,晒干。

【性味归经】
性寒,味甘、苦。归大肠经。

【功效关键词】
通便 利水

【用法用量】
温开水泡服,1.5~3克;煎服,2~6克,宜后下。

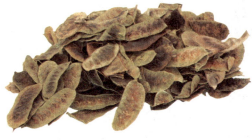

### ★ 如何吃对

1. 热结便秘证。症见习惯性便秘、老年便秘、腹满胀痛等。单味泡服,或与枳实、厚朴配伍。
2. 腹水证。症见身体腹水肿胀。可单味泡服,或与牵牛子、大腹皮等药材配伍。
3. 以番泻叶小剂量,每日3克,代茶饮,用于中风昏迷者,可通肠腑,缓解症状,以利康复。

### ★ 何为吃错

1. 妇女哺乳期、月经期及孕妇忌用。
2. 有痔疮者不宜用。
3. 大剂量服用,有恶心、呕吐、腹痛等副作用。

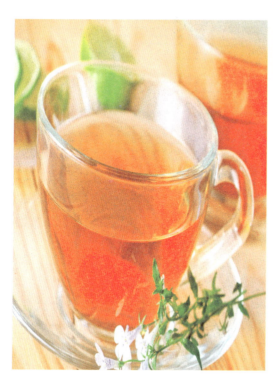

## 番泻叶茶

功效 / 本品有消除食物积滞、胸腹胀满等作用。

**材料**

番泻叶 5 克

**做法**

1. 取碗，注入适量清水，放入番泻叶，清洗一遍，去除杂质，捞出，沥干水分，装入盘中，待用。
2. 取茶壶，倒入番泻叶，注入适量开水，至八九分满，盖上盖子，浸泡约 5 分钟，至其析出有效成分。
3. 另取一个干净的茶杯，倒入茶壶中的茶汁，趁热饮用即可。

## 番泻叶罗汉果茶

功效 / 本品具有清热润肺、排毒润肠的功效。

**材料**

番泻叶 3 克，罗汉果 10 克

**做法**

1. 取碗，注入适量清水，放入番泻叶，清洗一遍，去除杂质后捞出，备用。
2. 取罗汉果，洗净后掰成小块，备用。
3. 取茶壶，倒入沥干的罗汉果块和番泻叶，注入开水至八九分满，浸泡约 10 分钟，至其析出有效成分。
4. 另取茶杯，倒入茶汁，趁热饮用即可。

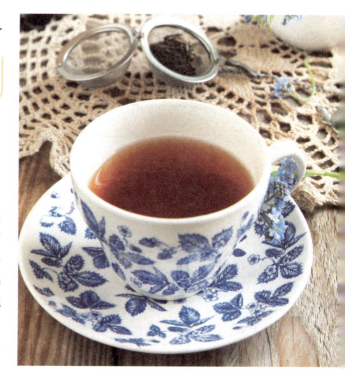

# 松子仁

**【基本信息】**

松子仁为松科植物红松等的种仁。于果实成熟后采收,晒干,去硬壳取出种子。

**【性味归经】**

性温,味甘。归肺、肝、大肠经。

**【功效关键词】**

润肠通便 补肾益气

**【用法用量】**

煎服,5～10克;或入膏、丸。

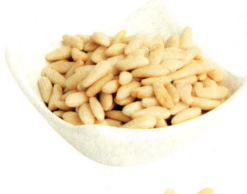

### ★ 如何吃对

1. 津枯肠燥便秘证。症见大便干结、面色无华、口唇色淡、舌淡苔白、脉细等。常与火麻仁、柏子仁等配伍。

2. 肺燥咳嗽证。症见咳嗽痰少、喉中声哑、烦渴引饮、大便秘涩、肌肤枯燥等。可与胡桃仁共捣成膏状,加熟蜜,饭后米汤送服。

### ★ 何为吃错

1. 便溏精滑者勿食;有湿痰者亦禁。

2. 松子含有丰富的油脂,滋腻性较大,易润滑肠道,所以咳嗽痰多、大便溏泄者不宜多食。

# 松子仁粥

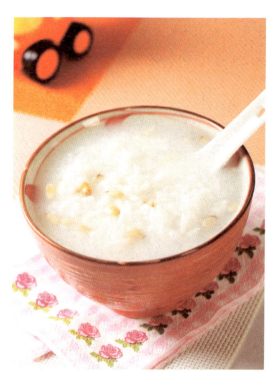

功效 / 本品可强壮筋骨、消除疲劳、软化血管、益智健脑。

**材料**

发水大米 110 克，松子 35 克，白糖 4 克

**做法**

1. 砂锅注水烧开，倒入洗净的大米，拌匀，加入备好的松子，拌匀，烧开后用小火煮 30 分钟至食材熟透。
2. 加入适量白糖，搅拌均匀，煮至白糖溶化。
3. 关火后盛出煮好的粥即可。

# 松子玉米仁

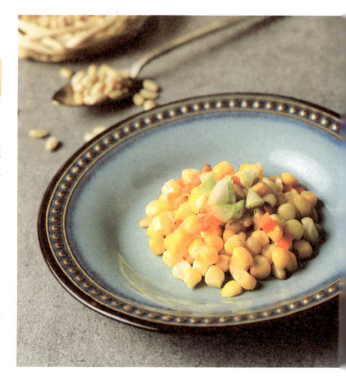

功效 / 本品适用于脾肺气虚、肺燥咳嗽、皮肤干燥、大便干结。

**材料**

松子仁 30 克，胡萝卜 30 克，玉米粒 150 克，葱白适量，盐、食用油、水淀粉各适量

**做法**

1. 将胡萝卜洗净去皮，切丁，焯水；玉米粒洗净，焯水，备用。
2. 起油锅，放入松子仁炒香；放入胡萝卜粒、玉米粒、葱白，炒匀，加入盐调味，翻炒片刻；再用水淀粉勾芡，炒匀后盛出即可。

# 通草

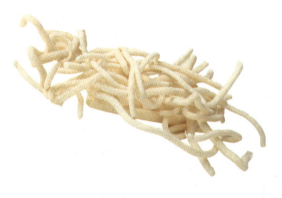

【基本信息】
通草为五加科植物通脱木的干燥茎髓。多为栽培，秋季割取茎，裁成段，趁鲜时取出茎髓，理直，晒干，切段即成。

【性味归经】
性微寒，味甘、淡。归肺、胃经。

【功效关键词】
利尿通淋 通气下乳

【用法用量】
内服：煎汤，1.5～4.5克；或入丸、散。外用：研末绵裹塞鼻。

### ★ 如何吃对

1. 淋证。症见小便频数、淋漓涩痛、小腹拘急引痛等。用于热淋，与冬葵子、滑石、石韦同用；用于石淋，可与金钱草、海金沙等同用；用于血淋，可与石韦、白茅根、蒲黄等同用；用于水湿停蓄之水肿证，可配猪苓、地龙、麝香，共研为末，米汤送服。

2. 产后乳汁不下。具体症状为产后乳汁不畅或不下。常与甘草、猪蹄同用。

### ★ 何为吃错

气阴两虚、内无湿热及孕妇慎服。

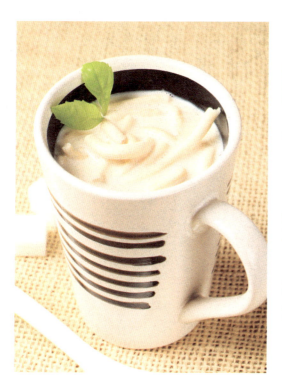

## 通草奶

功效/本品具有增强免疫力、美容养颜等功效。

**材料**

通草15克，鲜奶500毫升，白糖5克

**做法**

1 锅置于火上，倒入鲜奶，加入通草，拌匀，大火煮约3分钟至沸腾。
2 加入白糖，稍稍搅拌至入味。
3 关火后将煮好的通草奶装入杯中即可。

## 通草车前子茶

功效/本品具有清热利尿、通气下乳等功效。

**材料**

通草5克，车前子、白茅根、黄芪各少许，冰糖4克

**做法**

1 砂锅注水烧热，倒入备好的药材，烧开后用小火煮约30分钟，至药材析出有效成分。
2 放入冰糖，拌匀，煮至冰糖溶化。
3 关火后盛出药茶，滤入杯中即可。

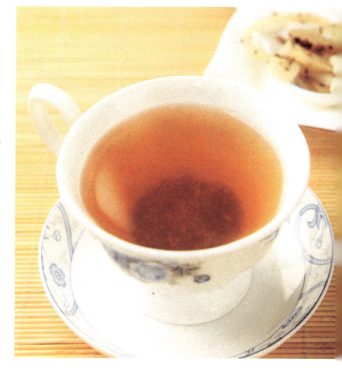

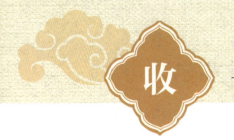

# 收

——益肾固精、补脾止泻、收敛固涩、固表止汗

## 芡实

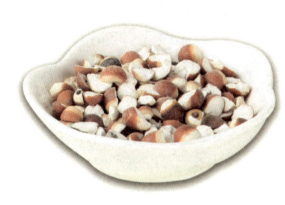

【基本信息】
芡实为睡莲科植物芡的成熟种仁。秋末冬初采收成熟果实,除去果皮,取出种仁,再除去硬壳,晒干。

【性味归经】
性平,味甘、涩。归脾、肾经。

【功效关键词】
益肾固精 补脾止泻

【用法用量】
内服:煎汤,9~15克;或入丸、散。

### ★如何吃对

1. 肾气不固证。症见梦遗频作、滑精、腰酸膝软、咽干、心烦、眩晕耳鸣、健忘失眠、舌红少苔、脉细数等。可与金樱子、莲子、莲须、牡蛎等配伍。

2. 脾虚证。症见久泻不愈、呕吐、水肿、四肢逆冷等。常与白术、茯苓、扁豆等药同用。

3. 带下证。症见带下色白、质稀、味腥,或色黄、质稠如涕如脓,且连绵不断等。可与党参、白术、山药、黄柏、车前子等药配伍。

### ★何为吃错

凡外感疟痢、痔、气郁痞胀、溺赤便秘、食不运化及产妇、孕妇皆忌之。

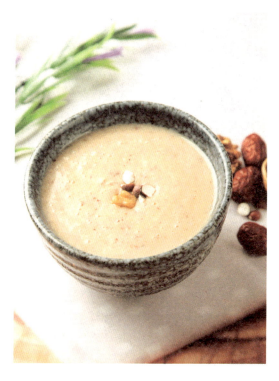

## 芡实核桃糊

功效 / 本品具有益智健脑、开胃润肠、促进新陈代谢等功效。

### 材料

红枣15克，芡实150克，核桃仁35克，白糖适量

### 做法

1. 洗净的红枣对半切开，去核。
2. 取豆浆机，倒入红枣、核桃仁、芡实，注入清水至水位线即可。
3. 加入白糖，盖上盖子，按下"启动"键，开始打糊，约15分钟即成糊。
4. 将打好的核桃糊倒入碗中即可。

## 芡实炖老鸭

功效 / 本品具有补阴益血、增强免疫力、滋养肺胃等功效。

### 材料

鸭肉500克，芡实50克，姜片、葱段各少许，盐2克，鸡粉2克，料酒10毫升

### 做法

1. 砂锅注水烧热，倒入芡实、焯过水的鸭肉，再加入料酒、姜片，烧开后转小火煮1小时至食材熟透。
2. 加入盐、鸡粉、葱段，搅拌片刻，至食材入味；关火后将炖煮好的鸭肉盛出，装入碗中即可。

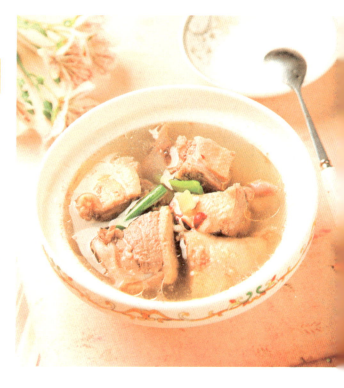

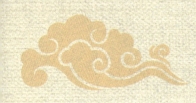

# 莲子

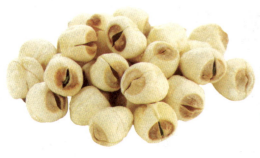

【基本信息】

莲子为睡莲科植物莲的成熟种子。秋季采收，晒干，生用。

【性味归经】

性平，味甘、涩。归脾、肾、心经。

【功效关键词】

固精止带 补脾止泻

【用法用量】

煎服，10～15克；去心打碎用。

### ★ 如何吃对

1. 肾气不固证。症见遗精、滑精等。可与芡实、龙骨等配伍。
2. 带下证。症见带下清稀、腰膝酸软等。可与茯苓、白术、山药、芡实等配伍。
3. 脾虚证。症见久泻、食欲缺乏等。可与党参、茯苓、白术等配伍。
4. 心肾不交证。症见心烦失寐、心悸不安、眩晕、耳鸣、健忘等。可与酸枣仁、茯神、远志等药配伍。

### ★ 何为吃错

大便燥者慎服。

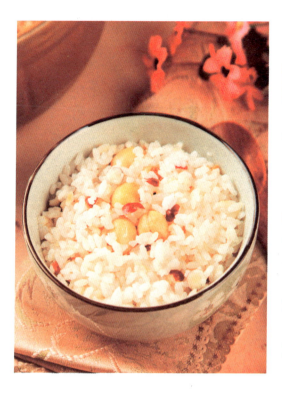

## 莲子芡实饭

功效 / 本品具有清热解毒、养心安神、益肾固精等功效。

### 材料

水发大米 250 克，水发莲子 50 克，水发芡实 40 克

### 做法

1. 砂锅置于火上，倒入备好的大米、莲子、芡实，注入适量清水，搅拌均匀。
2. 盖上盖，用小火焖 30 分钟至食材熟透。
3. 关火后揭盖，盛出焖煮好的莲子芡实饭，装入碗中即可。

## 银耳莲子糖水

功效 / 本品具有强精补肾、润肠益胃、补气活血的效果。

### 材料

银耳红枣莲子糖水材料包 1/2 包（银耳、红枣、莲子、冰糖）

### 做法

1. 莲子装碗清水泡发 1 小时；银耳装碗清水泡发 30 分钟；红枣装碗清水泡发 10 分钟；待时间到，捞出食材；银耳切去根部，再切成小朵。
2. 锅中注水，倒入银耳、莲子、红枣，搅匀，煮开后转小火煮 40 分钟；加入冰糖，煮至溶化即可。

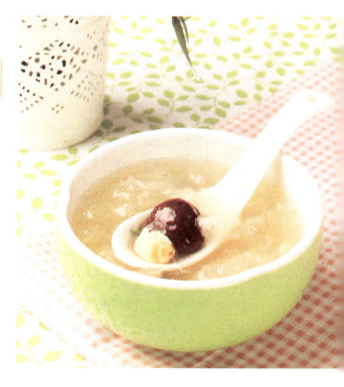

# 五味子

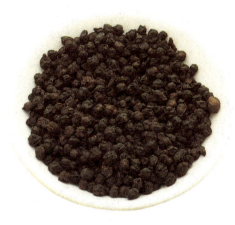

【基本信息】

五味子为木兰科植物五味子或华中五味子的成熟果实。秋季果实成熟时采取，晒干。

【性味归经】

性温，味酸、甘。归肺、心、肾经。

【功效关键词】

收敛固涩 益气生津 补肾宁心

【用法用量】

内服：煎汤，1.5～6克；或入丸、散。外用：研末掺或煎水洗。

## ★如何吃对

1. 肺肾两虚证。症见短气息促、久咳虚喘、舌苔淡白等。可与山茱萸、熟地、山药、细辛、干姜等配伍。

2. 汗证。症见精神疲倦、自汗、盗汗、胃纳不振、舌质淡红等。可与麻黄根、牡蛎等同用。

3. 肾气不固证。症见遗精、滑精、梦遗等。可与桑螵蛸、附子、龙骨、麦冬、山茱萸、熟地、山药等配伍。

## ★何为吃错

1. 外有表邪、内有实热者，或咳嗽初起、痧疹初发者忌服。

2. 较显著的高血压病和动脉硬化的患者慎用。

## 五味子炖猪肝

功效/本品具有敛肺、滋肾、生津、收汗、涩精功效,能增强免疫力。

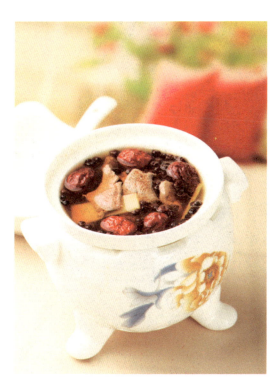

### 材料
猪肝200克,红枣20克,五味子10克,姜片20克,盐2克,鸡粉2克,生抽4毫升,料酒10毫升

### 做法
1. 猪肝切片,焯水沥干后装入炖盅。
2. 锅中注水烧开,放入姜片、五味子、红枣,淋入料酒,加入盐、鸡粉、生抽,拌匀,煮沸后盛入炖盅。
3. 将炖盅放入蒸锅中,用中火炖1小时,至食材熟透,取出炖盅即可。

## 五味子鲫鱼汤

功效/本品有和中补虚、除湿利水的功效。

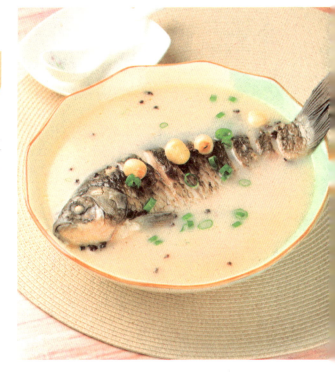

### 材料
净鲫鱼400克,水发莲子70克,五味子4克,姜片、葱花各少许,盐3克,鸡粉2克,料酒4毫升,食用油适量

### 做法
1. 油爆姜片,放入鲫鱼,煎至两面断生。
2. 锅中注水烧开,倒入洗净的莲子、五味子,小火煮约15分钟至散出药味;倒入鲫鱼,加入盐、鸡粉,淋上料酒,拌匀,续煮约10分钟,至食材熟透;盛出后撒上葱花即成。

# 山茱萸

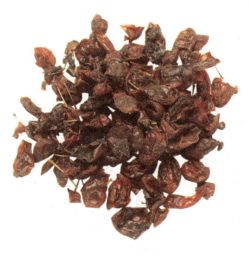

【基本信息】

山茱萸为山茱萸科植物山茱萸的成熟果肉。秋末冬初采收。用文火烘焙或置沸水中略烫，及时挤出果核，晒干或烘干用。

【性味归经】

性微温，味酸、涩。归肝、肾经。

【功效关键词】

收敛固涩 补益肝肾

【用法用量】

煎服，常用5～10克；亦可入丸剂。急救固脱，20～30克。

★ 如何吃对

1　肝肾阴虚证。症见腰膝酸软、头晕耳鸣、阳痿等。可与熟地、山药等配伍。

2　肾气不固证。症见遗精、滑精、遗尿、尿频等。可与熟地、山药、覆盆子、金樱子、沙苑子、桑螵蛸等配伍。

3　肝肾亏损证。症见崩漏、月经过多等。可与熟地黄、白芍药、当归、龙骨、黄芪、白术、五味子等配伍。

★ 何为吃错

素有湿热而致小便淋涩者不宜服用。

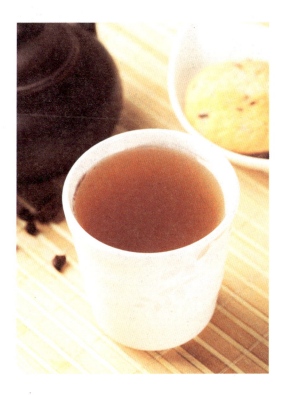

## 山茱萸五味子茶

功效 / 本品具有补肺肾、益气生津、收汗、涩精等功效。

### 材料

山茱萸 10 克，五味子 10 克，益智仁 10 克

### 做法

1. 砂锅注水烧开，放入备好的山茱萸、五味子、益智仁，用小火煮 20 分钟至其析出有效成分。
2. 揭开盖，盛出煮好的药膳茶，滤入杯中。
3. 静置片刻，待稍微放凉后即可饮用。

## 山茱萸粥

功效 / 本品具有滋补肾阴、填精健脑的作用。

### 材料

水发大米 150 克，山茱萸 15 克

### 做法

1. 砂锅注水烧开，放入洗净的山茱萸，煮沸后用小火煮约 15 分钟，至药材析出有效成分，捞出药材及其杂质。
2. 倒入洗净的大米，拌匀，烧开后转小火续煮约 30 分钟，至米粒熟透。
3. 取下盖，用中火拌煮片刻，关火后盛出煮好的米粥，装入汤碗中，待稍微冷却后即可食用。

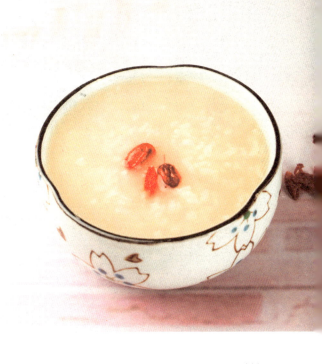

# 浮小麦

【基本信息】

浮小麦为禾本科植物小麦未成熟的颖果。收获时，扬起其轻浮干瘪者，或以水淘之，浮起者为佳，晒干。

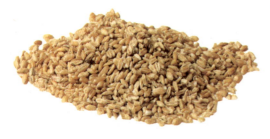

【性味归经】

性凉，味甘。归心经。

【功效关键词】

固表止汗 益气除热

【用法用量】

煎服，15～30克；研末服，3～5克。

### ★ 如何吃对

1. 汗证。症见自汗、盗汗等。可单用，炒焦研末，米汤调服。治气虚自汗者，可与黄芪、煅牡蛎、麻黄根等配伍。治阴虚盗汗者，可与五味子、麦冬、地骨皮等药配伍。

2. 阴虚发热证。症见午后潮热、夜间发热、手足心热、烦躁、少寐多梦、盗汗、口干咽燥、舌质红、苔少甚至无苔，脉细数等。可与玄参、麦冬、生地、地骨皮等配伍。

### ★ 何为吃错

表邪汗出者忌用。

## 浮小麦猪心汤

功效 / 本品具有止汗、镇静等功效，适用于阴虚发热、盗汗等症。

### 材料

猪心 250 克，浮小麦 10 克，枸杞 10 克，姜片 20 克，盐 2 克，鸡粉 2 克，料酒 20 毫升

### 做法

1. 处理好的猪心切成片，焯水。
2. 砂锅注水烧开，放入洗净的浮小麦、枸杞、姜片，放入汆过水的猪心，淋入料酒，烧开后用小火煮 40 分钟，至食材熟透。
3. 放入盐、鸡粉，搅拌片刻即可。

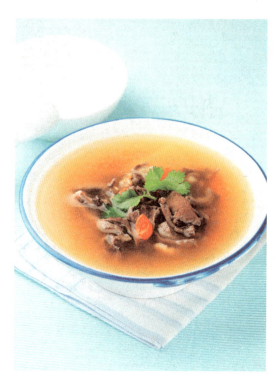

## 浮小麦茶

功效 / 本品益气、除热，可养心安神、活血利水、降血压。

### 材料

浮小麦 20 克，黑枣 45 克，水发黑豆 70 克，水发莲子 80 克，冰糖 30 克

### 做法

1. 砂锅注水烧开，倒入备好的浮小麦、黑枣、黑豆、莲子，拌匀，烧开后用小火煮 30 分钟，至食材熟透。
2. 揭开盖子，放入冰糖，搅拌片刻，煮至冰糖溶化即可。

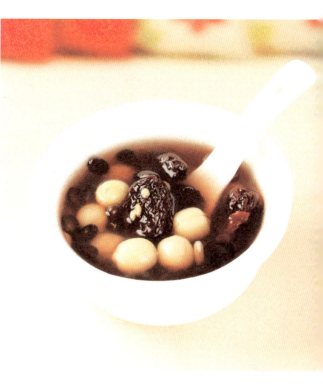

# 乌梅

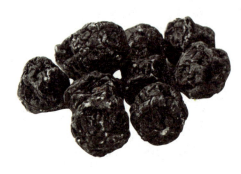

【基本信息】

乌梅为蔷薇科植物梅的近成熟果实。夏季果实近成熟时采收,低温烘干后闷至皱皮,色变黑时即成。

【性味归经】

性平,味酸、涩。归肝、脾、肺、大肠经。

【功效关键词】

敛肺止咳 涩肠止泻 安蛔止痛 生津止渴

【用法用量】

煎服,3~10克,大剂量可用至30克;外用适量,捣烂或炒炭研末外敷;止泻止血宜炒炭用。

## ★ 如何吃对

1. 肺虚证。症见久咳少痰、干咳无痰等。可与杏仁等配伍。
2. 脾虚湿热证。症见久泻、久痢、便脓血等。可与黄连、诃子等配伍。
3. 蛔厥病证。症见腹痛、呕吐、四肢厥冷等。可与细辛、黄连、附子等配伍。
4. 虚热消渴证。症见烦渴多饮、口干尿多、舌红、腰膝酸软等。可单用煎服,或与天花粉、麦冬、人参等配伍。

## ★ 何为吃错

外有表邪或内有实热积滞者均不宜服。

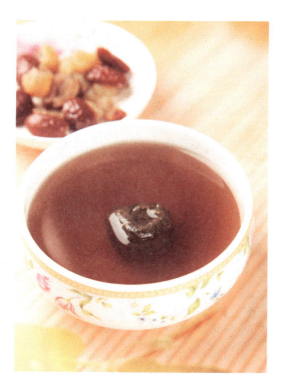

## 乌梅红枣茶

功效 / 本品具有健脾开胃、收敛生津、涩肠等功效。

### 材料
乌梅 35 克，冰糖 40 克，红枣 50 克，桂圆肉少许

### 做法
1. 将洗净的红枣切开，去核，把果肉切成小块，备用。
2. 砂锅注水烧热，倒入备好的红枣、乌梅、桂圆肉，烧开后用小火煮 30 分钟至其析出有效成分。
3. 倒入冰糖，拌匀，煮至溶化；关火后盛出，滤入碗中即可。

## 乌梅麦芽茶

功效 / 本品具有消食、下气、健脾开胃等功效。

### 材料
麦芽 10 克，乌梅 15 克，山楂 8 克，冰糖适量

### 做法
1. 砂锅注水烧开，倒入备好的麦芽、乌梅、山楂、冰糖，拌匀。
2. 盖上盖，用小火煮 30 分钟至药材析出有效成分。
3. 揭盖，搅拌均匀；关火后盛出煮好的药茶，装入杯中即可。

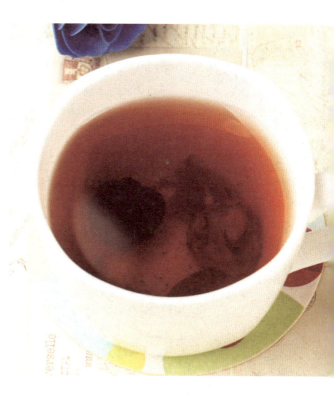

# 第 3 章

# 中成药也是药，选对了再吃

随着科技水平的提高，许多古籍中的名方都制作成了中成药，显然这方便了需要进补或治病的患者。他们只需要弄清楚自己需要对身体哪方面进行调补或适合吃针对哪种疾病的药，就可以随时去药店进行选购。但众多的中成药有的功效类似，有的存在着禁忌证，再加上可能有些患者对中成药的认识不足，这就会导致吃错中成药的后果。

本章主要从名方名药、常见病对症中成药出发，给大家详细介绍它们的功能主治、用法用量以及注意事项，以此让大家选对、吃对中成药。

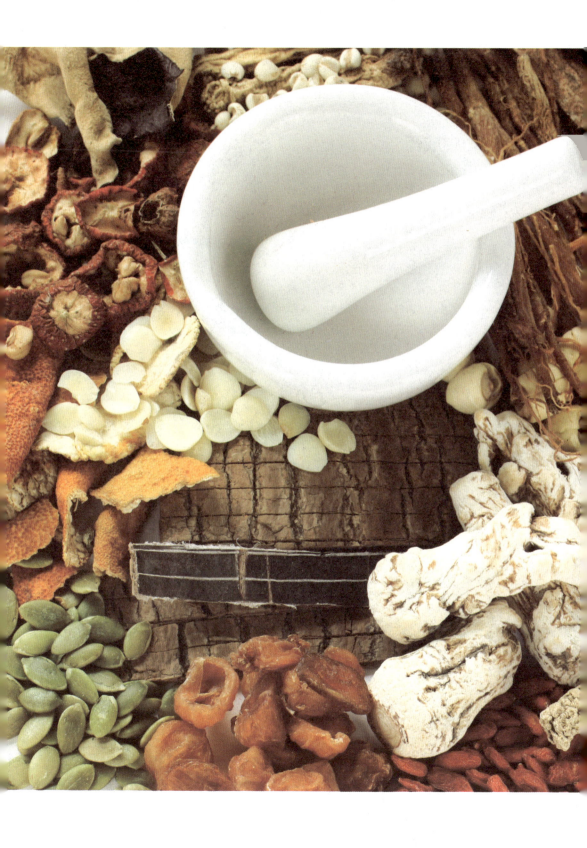

# 一 中成药必备常识

## 1. 何为中成药

中成药是指以中药材为原料，在中医理论指导下，经过了药品监督管理行政部门批准的处方和制法再大量生产，有特有的名称并标明功能主治、用法用量和规格，可经医生诊治后处方配给，也可由患者直接自行购买的药品。

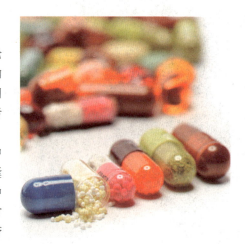

中成药分内服、外用和注射三种。内服中成药的常用剂型为丸剂、颗粒剂、片剂、胶囊剂等，主要适用于脏腑气血异常所导致的各种疾患。内服中成药一般在中药材的毒副作用方面要求比较严格。外用中成药常用的剂型有膏贴剂、搽剂、栓剂、滴鼻剂、滴眼剂、气雾剂等，主要适用于疮疡、外伤、皮肤及五官科的多种疾患。外用中成药中相当数量有不同程度的毒性，使用时应慎重，以防中毒。中药注射有皮内、皮下、肌内、静脉、穴位注射之分，一般由医护人员按严格的操作程序进行，以免出现医疗事故。

## 2. 中成药的常用剂型

### ◎ 丸剂

丸剂是指药材细粉或药材提取物加适宜黏合辅料制成的球形或类球形制剂，分为水丸、蜜丸、蜡丸、浓缩丸等。丸剂具有释放药物缓慢、制作方法简单、节约药材的特点。常见的丸剂有六味地黄丸、金匮肾气丸、附子理中丸等。

### ◎ 片剂

中药片剂是指药材提取物、药材提取物加药材细粉或药材细粉与适宜辅料混匀压制而成的圆片状或异型片状的制剂。主要供内服，亦可外用。片剂的利用度较丸剂高，并且剂量准确、服用方便。常见的中成药片剂有健胃消食片、肠炎宁片等。

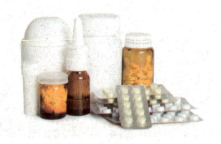

## ◎ 胶囊剂

胶囊剂是指将药物直接分装于硬质空胶囊或具有弹性的软质胶囊中制成的固体制剂。空胶囊一般均以明胶为原料制成。近年来也有应用甲基纤维素、海藻酸钙（或钠盐）、聚乙烯醇、变性明胶及其他高分子材料，以改变胶囊剂的溶解度或产生肠溶性。胶囊剂可以掩盖药物的不良气味，便于服用，同时因将药材与空气隔绝，药效相对更为稳定。常见的胶囊剂有金水宝胶囊、百令胶囊等。

## ◎ 颗粒剂

颗粒剂是指药材的提取物与适宜的辅料或药材细粉制成的干燥颗粒状制剂，原称冲剂或冲服剂。凡单剂量颗粒加适量润滑剂压制成块状物的则称为块状冲剂。颗粒剂具有吸收好、便于携带等特点。常见的颗粒剂有小柴胡颗粒、感冒清热颗粒等。

## ◎ 糖浆剂

糖浆剂是指含有药物、药材提取物或芳香物质的浓蔗糖水溶液。中药糖浆剂一般含糖量应不低于60%。糖浆剂中的糖和芳香剂（香料）主要作为矫味，能掩盖某些药物的苦、咸等不适气味，改善口感，故糖浆剂深受儿童欢迎。常见的糖浆剂有急支糖浆、小儿止咳糖浆等。

## ◎ 外用膏剂

外用膏剂是指采用适宜的基质将药物制成专供外用的半固体或近似固体的一类剂型。此类制剂广泛应用于皮肤科与外科，易涂布或粘贴于皮肤、黏膜或创面上，起保护创面、润滑皮肤和局部治疗作用，有的还可以透过皮肤或黏膜起全身治疗作用。常见的外用膏剂有云南白药膏、伤湿止痛膏等。

# 3. 正确阅读中成药的说明书

## ◎ 看适用

很多人看说明书时都会先看功效，例如一例含何首乌成分的胶囊，会立即注意说明书上写的"适用于失眠、脱发、白发"，而对其他说明视而不见，只要与自己的情况吻合，就用它了。

这其实是个误区。说明书上有一个更重要的地方需要我们关注，就是这些功效前面的一句："适用于……引起的失眠、脱发、白发"，这个"适用于……"便是重点。

比如我们熟悉的逍遥丸，说明书上写着"适用于肝郁脾虚所致的郁闷不舒、胸胁胀痛、头晕目眩、食欲减退、月经不调。"这个"肝郁脾虚"就是重点。

一些治疗感冒的中成药就更是如此，比如"……引起的发热、咳嗽、咽痛、口干"等。感冒症状大同小异，风寒风热感冒都可能引起发热，但"……引起的"是重点，选对了，才会有明显效果。

◎ 看用法

不少中成药既可内服，也可外用。如家庭常备的藿香正气水，内服常用于外感风寒、内伤湿滞、夏伤暑湿所致的头痛昏重、脘腹胀痛、呕吐泄泻等；外用则用于湿疹、皮肤瘙痒等。这些不同用法，多数说明书会有注明。

另外，中成药剂型多样，如蜜丸、胶囊、水剂、散剂等，服用方法也多样，仔细阅读说明书非常重要。

◎ 看西药成分

有些感冒、消化不良患者为了迅速缓解病情，可能会中西药合用；还有很多慢性病患者需要长期服用西药，但不少中成药也含有西药成分，有时就会造成某种成分服用过量或者药物之间互相影响。

比如有些治疗感冒的中成药中含有对乙酰氨基酚，而一些西药感冒药中也含有该成分，合用就可能引起过量服用。治咳嗽的通宣理肺丸中含有麻黄碱，与降压药合用，就会降低降压药的作用。

◎ 不被药名误导

不少中成药药名十分相似，但功效却完全不同。如银翘解毒丸和羚翘解毒丸、活络丹和小活络丹、人参健脾丸和人参归脾丸等，双黄连口服液更是和黄连完全不沾边。这些容易误导患者的药名，只要认真阅读说明书，看功效主治及主要成分，都可以完全避免服错药。

## 4. 使用中成药的注意事项

◎ 毒副作用

一般来讲，毒副作用小是中成药的优点之一。虽然生产中成药所采用的中药材大都是天然药品，但还是有毒副作用，可以说没有哪一种中成药无毒副作用。

为了避免毒副作用的发生，首先要做到药证相符，"热证"用"热药"、"寒证"用"寒药"，无异于火上加油，加重病情。其次要了解中成药的主要药材成分、用法、用量、配伍宜忌等。最后要注意"中病即止"，不可长期服用。有些中药毒性小，但长期服用，可蓄积中毒。

◎ **服用禁忌**

古代文献上有常山忌葱；何首乌、地黄忌葱、蒜、萝卜；薄荷忌鳖肉；茯苓忌醋等记载。这说明服用含上述中药材的中成药时，不可同食对应食物。另外，在服药期间，应忌食生冷、不易消化及刺激性食物。

根据药物对胎儿损害程度的不同，妊娠禁忌可分为禁用和慎用两类。禁用的大多含有毒性较强或药性峻烈的中药，如麝香、三棱、莪术、巴豆等；慎用的大多是含有一些活血行气、泻下导滞及大辛大热药物，如桃仁、红花、大黄、枳实、附子、干姜等。禁用的绝对不能用，慎用的可酌情使用，但应尽量避免，以防发生事故。

还要注意药品说明书中的特殊禁忌，如含麻黄的中成药，青光眼者禁用，高血压、冠心病、前列腺肥大患者慎用；复方乌鸡胶囊规定"属湿热等实证者慎用"。

# 5. 中成药的正确服用时间

中医古籍规定：中药的服用时间应按"病在胸膈以上者，先食而后服药；病在心腹以下者，先服药而后食"的原则进行。有些特殊的中成药，还适宜于空腹、临睡前或不拘时间服用。

| 服药时间 | 服药说明 |
| --- | --- |
| 饭前服 | 由于大多数食物可对中药的吸收产生干扰，而饭前胃处于空虚的状态，此时有利于药物迅速进入小肠消化吸收，有助于药效发挥。因此，多数药特别是补虚药宜饭前服 |
| 饭后服 | 有些药物对于胃具有一定的刺激性，中成药也不例外。在饭后，胃中存有较多食物，此时服药，可减少药物对胃的刺激。所以消食健胃药或对胃肠有刺激的药物宜饭后服 |
| 空腹服 | 清晨胃及十二指肠均无食物，此时服药可避免与食物相混合，能迅速进入肠中充分发挥药效，故峻下逐水药、攻积导滞药、驱虫药宜空腹服 |
| 睡前服 | 有些药宜睡前服，如安神药用于安眠时宜在睡前30分钟至1小时服，以利于安眠；涩精止遗药宜在临睡时服，以利于治疗梦遗滑精；缓下剂宜在睡前服，以利于次日清晨排便 |
| 不拘时间 | 有些中成药并不需要每日规定服用三次，而是根据病情的需要，在发病前服用才能见效，如截疟药应在疟发前2小时服。一些救治危重病人的药品，也不拘时间服用，当病情危急时，应随时服用，以不贻误病情 |

服用某些药品时，如果无法确定在哪个时间段内药效较佳，可向医院药房、药店的执业药师咨询。

## 二 常用补益类中成药

### 六味地黄丸

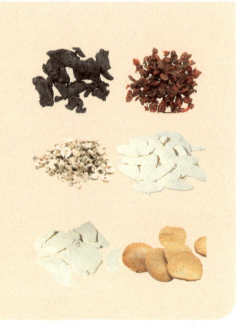

【古籍出处】
北宋《小儿药证直诀》

【主要成分】
熟地黄、山茱萸（制）、牡丹皮、山药、茯苓、泽泻

【功能主治】
滋阴补肾。用于肾阴亏损引起的头晕耳鸣、腰膝酸软，骨蒸潮热，盗汗遗精。

【典型征象】
腰酸腿软、消瘦烦热、头晕耳鸣

【用法用量】

六味地黄丸有蜜丸和水丸之分，如果没有糖尿病问题，吃蜜丸更好。因为中医认为蜜丸的作用缓慢而持久，慢性病适合服用蜜丸。一般一日2次，一次1~2丸。空腹服用最好。

【注意事项】

1. 感冒发热病人不宜服用。
2. 服用的时候若出现胃口不好的现象，可以减少用量或者配合服用一点二陈丸，能减少补药带来的滋腻问题。

【类似的中成药】

| 杞菊地黄丸 | 知柏地黄丸 | 麦味地黄丸 |
|---|---|---|
| 此药在六味地黄丸的基础上加了枸杞和菊花而成，用于肝肾阴亏、眩晕耳鸣、羞明畏光、迎风流泪、视物昏花。 | 此药是"地黄丸"系列中清虚火作用最强的一个，用于阴虚火旺、潮热盗汗、口干咽痛、耳鸣遗精、小便短赤。 | 此药在六味地黄丸的基础上加了麦冬和五味子而成，用于肺肾阴亏、潮热盗汗、咽干、眩晕耳鸣、腰膝酸软。 |

## 金匮肾气丸

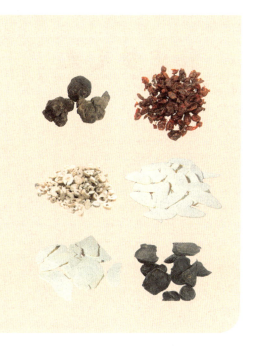

**古籍出处**
东汉《金匮要略》

**主要成分**
地黄、山药、山茱萸（酒炙）、茯苓、牡丹皮、泽泻、桂枝、附子（炙）等

**功能主治**
温补肾阳，化气行水。用于肾虚水肿，腰膝酸软，小便不利，畏寒肢冷。

**典型征象**
肥胖，怕冷，夜尿多

【用法用量】

水蜜丸：一次20粒~25粒，一日2次；

大蜜丸：一次1丸，一日2次。

【注意事项】

1. 吃金匮肾气丸时可能有短时的上火、口干、口疮，可以用十几枚莲子心泡水送服，缓解其热性，以便坚持服用。

2. 大蜜丸不可整丸吞服，服药期间忌房欲、气恼，忌食生冷食物。

【类似的中成药】

| 五子衍宗丸 | 右归丸 |
| --- | --- |
| ↓ | ↓ |
| 这个药用了五种植物的种子（果实）：枸杞子、菟丝子、覆盆子、五味子、车前子，常被用来治疗肾阳虚引起的不孕不育，肾气虚引起的遗尿、尿崩、遗精、白带多等症。此药的温热之性远不及金匮肾气丸，所以，如果出现明显的阳虚之症，要和肾气丸配合着使用。 | 此药在肾气丸的基础上增加了热性更高的药物，如鹿角胶、杜仲、肉桂、附子以及补肾精的菟丝子、当归。因此它兼顾肾阴和肾阳，用于气衰神疲、畏寒肢冷、腰膝软弱、阳痿遗精、大便不实、小便自遗等严重虚损之象。 |

# 补中益气丸

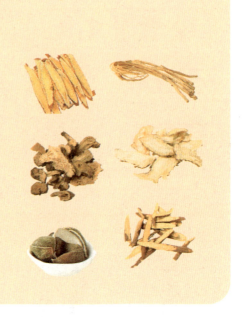

**古籍出处**
金代《脾胃论》

**主要成分**
黄芪（蜜炙）、党参、白术（炒）、当归、升麻、柴胡、陈皮、甘草（蜜炙）等

**功能主治**
补中益气，升阳举陷。用于脾胃虚弱，中气下陷所致的体倦乏力，便溏久泻。

**典型征象**
面黄肌瘦，手无缚鸡之力

## 【用法用量】

药店里能买到的补中益气丸，现主要是水丸，一般一次服用6克。如果是为了改善体质作保养用，可以每天早上起来空腹吃一次，晚上临睡时再吃一次；如果需要用它退低烧，可以中午再增加一次。

## 【注意事项】

1. 对于肠胃不好，吃硬东西不易消化者，可以用开水冲泡水丸，等溶化后当汤药喝。
2. 本品不适用于恶寒发热表证者，暴饮暴食脘腹胀满实证者。

## 【类似的中成药】

| 四君子丸 | 香砂六君子丸 | 参苓白术散 |
|---|---|---|
| 四君子丸主要改善的是有气无力的虚弱，补中益气丸因为含有很多的甘温之品，所以还能祛除气虚引起的低烧。 | 和补中益气丸相比，此药治疗的气虚病人往往间杂了消化不良，所以它能通过补气助消化，把因气虚导致的饮食积滞推出去。 | 此药是一种非常温补的补脾药，适合消化功能不好，但想长胖的人士服用。 |

## 人参归脾丸

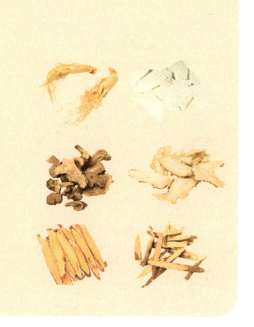

**古籍出处**
宋代《济生方》

**主要成分**
人参、白术(麸炒)、茯苓、甘草(蜜炙)、黄芪(蜜炙)、当归、木香等

**功能主治**
益气补血，健脾养心。用于气血不足引起的心悸，失眠，食少乏力，面色萎黄。

**典型征象**
面黄肌瘦，失眠健忘

【用法用量】

人参归脾丸是大蜜丸，一次1丸，一日2次，最好空腹服用，清晨起床时吃一次，临睡时吃一次。

【注意事项】

1. 此药性质滋腻，一般服用时间比较长，遇到感冒发热时要暂停服用。
2. 服药前先观察舌苔，若舌苔厚腻，则先用二陈丸帮你"打扫"一下肠胃，等舌苔只剩下薄薄的白苔时再继续服用。

【类似的中成药】

| 柏子养心丸 | 枣仁安神口服液 |
|---|---|
| 此药也是一个补气养血的方子，其中含有朱砂，比人参归脾丸更针对失眠问题。 | 这是一种比较平和的安神药，一般用中成药来安神助眠，都不会有吃完就能入睡的效果，患者需要坚持服用两三天才会起效。 |

# 八珍丸

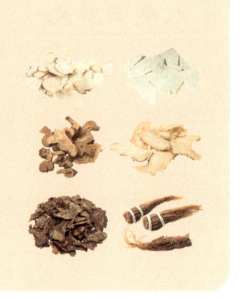

【古籍出处】
明代《正体类要》

【主要成分】
当归、党参、白术（炒）、茯苓、甘草、白芍、川芎、熟地黄

【功能主治】
补益气血，健脾和胃。用于气血两虚引起的面色萎黄，食欲缺乏，四肢乏力。

【典型征象】
无精打采的"黄脸婆"

【用法用量】

此药市售多为浓缩丸，常规吃法是一日3次，一次8丸。这种补益药不会马上见效，建议在立秋之后开始服用，坚持吃到开春。

【注意事项】

1. 服用期间如果有胃口不好的情况出现，可以配合二陈丸来开胃。

2. 本品为气血双补之药，性质较滋腻，有碍消化，故咳嗽痰多、脘腹胀痛、纳食不消、腹胀便溏者忌服。

【类似的中成药】

### 十全大补丸

此药在八珍丸的基础上增加了黄芪和肉桂，增加了补气和温阳的作用，适合面色苍白、气短心悸、头晕自汗、体倦乏力、四肢不温、月经量多者服用。如果没有明显的寒象则不宜服用此药。

### 人参养荣丸

此药是在十全大补丸的基础上增加了远志和五味子，针对的是气血虚同时又有失眠的问题。有些人的失眠常表现为越累越睡不着，则用人参养荣丸来治疗最对症。

# 附子理中丸

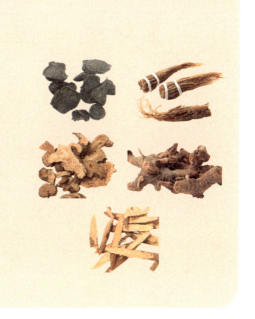

**古籍出处**
东汉《伤寒论》

**主要成分**
附子(制)、党参、白术(炒)、干姜、甘草

**功能主治**
温中健脾。用于脾胃虚寒引起的脘腹冷痛,呕吐泄泻,手足不温等症状。

**典型征象**
肤白虚胖,肚子怕冷,遇冷、食冷即泻

【用法用量】

此药药店多售浓缩丸,常规吃法是一日3次,一次8~12丸。如果是春夏季节,天气炎热或者干燥,一天吃1~2次就可以了。

【注意事项】

因为此药的燥热之性,在服用过程中难免有上火的问题,但在上火的同时肚子仍旧怕冷,说明寒未彻底驱散出去,这个时候可用黄连1~2克泡水继续送服附子理中丸。

【类似的中成药】

| 参苓白术散 | 黄芪建中丸 |

此药也是用于长年腹泻,大便不成形等症状。但有这种病症人寒象不明显,主要是脾气虚、湿重,其中的药物都可以渗湿。如果肚子、腰以下明显怕冷,遇冷就泻的话,附子理中丸更合适。

此药适合虚寒性的胃炎、胃溃疡、十二指肠溃疡。此药的适宜人群腹痛比泻肚更常见,以疼为主,一遇寒、一空腹了就疼,这种疼发空,甚至是抽着疼,总喜欢用手用热水袋敷着腹部,不敢吃硬的食物。

# 生脉饮

**古籍出处**
唐代《千金方》

**主要成分**
党参、麦冬、五味子。辅料为蔗糖、苯甲酸钠。

**功能主治**
益气，养阴生津。用于气阴两亏，心悸气短，自汗。

**典型征象**
大汗淋漓后上气不接下气

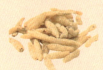
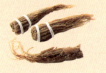

【用法用量】

此药多是玻璃瓶密装，每支装 10 毫升，每盒 10 支。

常规用法用量是一日 3 次，一次 10 毫升，饭前服用。

【注意事项】

1. 中医有"萝卜反人参"的说法，吃生脉饮的人在饮食方面，萝卜尽量少吃。

2. 忌油腻食物，凡脾胃虚弱、呕吐泄泻、腹胀便溏、咳嗽痰多者慎用。

【类似的中成药】

| 四君子丸 | 补中益气丸 |
|---|---|
|  |  |

四君子丸是从名方"四君子汤"演变而来，含有四种补气药：党参、白术、茯苓、炙甘草。其主要作用是补气，但更侧重于补脾气，所以适宜气虚同时消化能力很差的人。

此药是从名方"补中益气汤"演变而来，它的作用类似四君子丸，又比四君子丸更针对脾胃问题，能逐渐改善脾气虚的体质，没有生脉饮直接补心气那样起效快。

# 养阴清肺丸

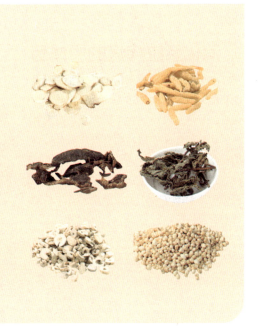

**古籍出处**
清代《重楼玉钥》

**主要成分**
地黄、麦冬、玄参、川贝母、牡丹皮、白芍、薄荷、甘草。辅料为蜂蜜。

**功能主治**
养阴润燥，清肺利咽。用于阴虚肺燥，咽喉干痛，干咳少痰。

**典型征象**
干咳无痰

【用法用量】

大蜜丸：一次1丸，一日2次；水蜜丸：一次6克，一日2次。此外，此药做成的糖浆剂或口服液也较多。

【注意事项】

1. 忌烟、酒及辛辣、生冷、油腻性食物。

2. 不宜在服药期间同时服用滋补性中药。

【类似的中成药】

| 川贝枇杷露 | 止咳橘红丸 | 蛇胆川贝液 |
|---|---|---|
| 此药更偏重于保健，治疗作用不突出。在干燥季节来临时饮用有防治干咳的作用。 | 此药的配伍相对复杂，主要针对慢性支气管炎、咳嗽痰多。因为此药重在化痰止咳，没有清热作用，所以不适合有发热的咳嗽患者。 | 此药清热和润燥化痰兼顾，只要是急慢性支气管炎导致的咳嗽、干咳、声音沙哑、咽干、喉痒之类的热象，都可以服用。 |

# 三 常用对症中成药

## 1. 消化系统疾病的中成药

消化系统与中医所说的"脾脏"有类似功能，所以可以称之为"后天之本"。偏食、暴饮暴食、饮食不规律是诱发消化系统疾病的主要原因。而有些疾病的症状相似或相同，如腹痛，但却存在着寒、热、虚、实等本质上的区别。所以了解本系统常见中成药的功能主治，能更有效地改善各种肠胃疾病。

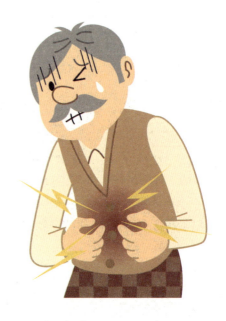

| 病证 | 中成药 | 病证 | 中成药 |
|---|---|---|---|
| 胃寒 | 胃苏颗粒、气滞胃痛冲剂 | 肝胆湿热 | 利胆片、胆石通胶囊、龙胆泻肝丸 |
| 脾胃虚寒 | 附子理中丸、虚寒胃痛冲剂 | 胃肠湿热 | 黄连胶囊、香连化滞丸 |
| 胃热 | 三九胃泰冲剂、牛黄清胃丸 | 肠热、实热 | 新清宁片、莫家清宁丸 |

## 胃苏颗粒

本品主要用于气滞胃痛，以胃寒型为主。可减轻或消除腹胀、窜及两肋、嗳气、胸闷、纳差、便秘等症状。即西医称为慢性胃炎、胃溃疡及十二指肠溃疡、便秘、消化不良等症属寒凝气滞者。

**主要成分**：紫苏梗、香附、陈皮、香橼、佛手、枳壳、槟榔、鸡内金（制）。

**功能主治**：理气消胀，和胃止痛。主治胃脘胀痛。

**用法用量**：口服。一次15克（有糖型），一日3次。15天为一个疗程，可服1~3个疗程。

**注意事项**：孕妇忌服；服药期间要保持情绪稳定，切勿恼怒。

## 三九胃泰颗粒

本品主治胃热型腹痛。可减轻或消除腹痛、腹胀、恶心、纳差、腹胀等症状。即西医称为慢性浅表性胃炎、糜烂性胃炎及慢性萎缩性胃炎等属胃热者。

主要成分：三叉苦、九里香、两面针、木香、黄芩、茯苓、地黄、白芍。

功能主治：清热燥湿，行气活血，柔肝止痛。用于湿热内蕴、气滞血瘀所致的胃痛，症见脘腹隐痛、饱胀反酸、恶心呕吐、嘈杂纳减浅表性胃炎见上述证候者。

用法用量：用开水冲服。一次1袋，一日2次。

注意事项：忌食辛辣刺激性食物；忌情绪激动或生闷气。

## 胆石通胶囊

本品主治肝胆湿热。可减轻或消除腹胀、胁痛、纳差、发热、口苦、恶心等症状。即西医称为胆囊炎、胆石症、胆管炎等证。

主要成分：蒲公英、水线草、绵茵陈、广金钱草、溪黄草、枳壳、柴胡、大黄、黄芩、鹅胆干膏粉。

功能主治：清热利湿，利胆排石。用于肝胆湿热，右胁疼痛，痞渴呕恶，黄疸口苦，以及胆石症、胆囊炎、胆道炎属肝胆湿热证者。

用法用量：口服，一次4～6粒，一日3次。

注意事项：孕妇禁服；严重消化道溃疡、心脏病及重症肌无力者忌服。

## 胃炎康胶囊

本品药性平和，主要作用为和胃止痛。可减轻或消除腹痛、腹胀、上腹部烧灼感、反酸等症状。即西医称为慢性胃炎、胆汁反流性胃炎、十二指肠溃疡等证。

主要成分：白芍、高良姜、甘草、黄连、桂枝、柴胡。

功能主治：舒肝和胃，缓急止痛。主治胃脘疼痛，呕恶泛酸、烧灼不适。用于慢性胃炎有以上症状者。

用法用量：口服。一次8粒，一日3次。

注意事项：不适用于脾胃阴虚，主要表现为口干、舌红少津、大便干；不适用于肝肾阴虚，主要表现为口干、急躁易怒、头晕、血压高。

# 消炎利胆片

本品主治肝胆湿热证。可减轻或消除右侧胁部胀痛、腹胀、恶心、便秘等症状。即西医称为急性胆囊炎、胆道炎、肝内胆管结石等证。

主要成分：穿心莲、溪黄草、苦木。

功能主治：清热，祛湿，利胆。用于肝胆湿热引起的口苦，胁痛；急性胆囊炎、胆管炎见上述证候者。

用法用量：口服。一次6片，一日3次。

# 健脾消食丸

本品主治脾胃虚寒证。可减轻或消除食欲缺乏、腹胀痛、大便不调等症状。即西医称为消化不良、胃肠功能紊乱等证。

主要成分：白术（炒）、枳实（炒）、木香、草豆蔻、鸡内金（醋炙）、槟榔（炒焦）、荸荠粉。

功能主治：健脾，消食，化积。用于小儿脾胃不健引起的乳食停滞，脘腹胀满，食欲缺乏，大便不调。

用法用量：口服。一岁以内每次服半丸，一岁至两岁每次服1丸，两岁至四岁每次服1丸半，四岁以上每次服2丸；一日2次。

注意事项：服用前应除去蜡皮、塑料球壳，本品可嚼服，也可分份吞服；脾胃虚弱、食积不化、大便稀溏者不宜服用。

# 牛黄解毒丸

本品主治三焦蕴热证。可减轻或消除口鼻生疮、风火牙痛、暴发火眼、咽喉肿痛、大便秘结、小便赤热等症状。即西医称为口腔溃疡、牙龈炎、急性扁桃体炎、急性结膜炎（红眼病）、皮肤疮疖、便秘、急性泌尿系感染等证属三焦有热者。

主要成分：大黄、白芍、防风、山药、肉桂子、雄黄、朱砂、薄荷脑、黄芩、人工牛黄、冰片、人工麝香等。

功能主治：清热解毒，散风止痛。用于肝肺蕴热、风火上扰引起的头晕，口鼻生疮，风火牙疼，皮肤刺痒。

用法用量：口服。一次2丸，一日2次。风火牙疼，亦可随时噙化。

注意事项：孕妇忌服；忌服辛辣油腻食品。

## 麻仁润肠丸

本品主治胃肠积热便秘。临床上主治便秘等证。

主要成分：火麻仁、苦杏仁（去皮炒）、大黄、木香、陈皮、白芍。

功能主治：润肠通便。用于肠胃积热，胸腹胀满，大便秘结。

用法用量：口服。一次1～2丸，一日2次。

注意事项：孕妇忌服。

## 人参健脾丸

本品主治脾胃虚弱之症。可减轻或消除食少纳呆、食后腹胀、大便时溏时泻、面黄乏力等症状。即西医称为慢性消耗性疾病、急慢性胃炎、肠结核、胃肠神经症、胃十二指长溃疡、肝炎、溃疡性结肠炎等证属脾胃虚弱者。

主要成分：人参、白术（麸炒）、茯苓、山药、陈皮、木香、砂仁、炙黄芪、当归、酸枣仁（炒）、远志（制）。

功能主治：健脾益气，和胃止泻。用于脾胃虚弱所致的饮食不化，脘闷嘈杂，不思饮食，体弱倦怠。

用法用量：口服，淡姜汤或温开水送服。一次2丸，一日2次。

注意事项：胃肠湿热者忌服；孕妇忌服；忌食生冷油腻食物。

## 香砂养胃丸

本品主治脾虚停食之症。可减轻或消除不思饮食、食而无味、腹胀痛、反酸嗳气（打嗝）、大便不畅等症状。即西医称为急、慢性胃炎，胃、十二指肠溃疡，胃肠神经症，肝炎，神经性呕吐，慢性肠炎，结肠炎，胰腺炎。

主要成分：木香、砂仁、白术、陈皮、茯苓、半夏（制）、香附（醋制）、枳实（炒）、豆蔻（去壳）等。

功能主治：温中和胃。用于不思饮食，胃脘满闷或泛吐酸水。

用法用量：口服。浓缩丸一次8丸，一日3次；水丸一次9克，一日2次。

注意事项：忌酒及辛辣、生冷、油腻食物；忌愤怒、忧郁。

## 2. 呼吸系统疾病的中成药

中医学通过辩证感冒时的不同症候,将感冒分为风寒感冒和风热感冒两大类。抗感冒中成药大多是由发散风寒药和发散风热药构成,其主要作用是改善或消除感冒所引起的发热、恶寒、头痛、全身酸痛、咽痛、鼻塞等症状。

中医学通过对各种致病原因及临床症状的辨证分析,并根据止咳化痰平喘药物的主要性能,将止咳化痰平喘类的中成药分为温化寒痰药、清化热痰药、治寒喘药、治热喘药四大类。

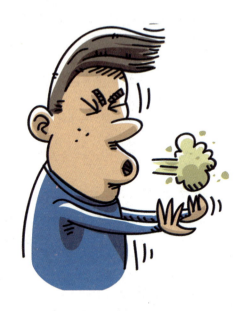

| 病证 | 中成药 | 病证 | 中成药 |
| --- | --- | --- | --- |
| 风寒感冒 | 风寒感冒颗粒、感冒清热颗粒 | 热痰 | 急支糖浆、黄氏响声丸 |
| 风热感冒 | 感冒退热颗粒、风热感冒颗粒 | 寒喘 | 消咳喘、桂龙咳喘灵 |
| 寒痰 | 二陈丸、小青龙冲剂 | 热喘 | 平喘片、蛤蚧定喘丸 |

### 风寒感冒颗粒

本品主要用于治疗风寒感冒,可减轻或消除发热、头痛、咳嗽、鼻塞、流涕等症状,其作用强于感冒清热颗粒。

主要成分:麻黄、葛根、桂枝、防风、紫苏叶、白芷、桔梗、苦杏仁、陈皮、干姜、甘草。辅料为蔗糖、糊精。

功能主治:解表发汗,疏风散寒。用于风寒感冒,发热,头痛,恶寒,无汗,咳嗽,鼻塞,流清涕。

用法用量:开水冲化后温服。一次1袋,一日3次。

注意事项:本品发汗作用较强,不宜久服。汗出后避寒,忌辛辣食品。高血压患者慎服。

## 感冒清热颗粒

本品主要用于治疗风寒感冒，可减轻或消除头痛发热、咳嗽咽干、全身酸痛、鼻流清涕等症状。即西医称为流行性感冒、急性咽喉炎、上呼吸道感染等属外感风寒者。

主要成分：荆芥穗、薄荷、防风、柴胡、紫苏叶、葛根、桔梗、苦杏仁、白芷、苦地丁、芦根。辅料为蔗糖、糊精。

功能主治：疏风散寒，解表清热。用于风寒感冒、头痛发热，恶寒身痛，鼻流清涕，咳嗽咽干。

用法用量：开水冲化后温服。一次1袋，一日2次。

注意事项：汗出后宜避风寒；辛辣食品忌吃。

## 感冒退热颗粒

本品主要用于治疗风热感冒，可减轻或消除发热、头痛、咽喉肿痛、口渴、恶寒等症状。即西医称为流行性感冒、上呼吸道感染、急性咽喉炎、急性扁桃体炎等属感受风热者。

主要成分：大青叶、板蓝根、连翘、拳参。辅料为蔗糖、糊精、乙醇。

功能主治：清热解毒，疏风解表，用于上呼吸道感染，急性扁桃体炎，咽喉炎属外感风热，热毒壅盛证，症见发热、咽喉肿痛。

用法用量：开水冲化后温服。一次1～2袋，一日3次。

注意事项：忌烟、酒及辛辣、生冷、油腻食物。不宜在服药期间同时服用滋补性中药。

## 风热感冒颗粒

本品主要用于治疗风热感冒，可减轻或消除发热、鼻塞、头痛、咳嗽、多痰等症状。其作用强于感冒退热颗粒。

主要成分：板蓝根、连翘、薄荷、荆芥穗、桑叶、芦根、牛蒡子、菊花、苦杏仁、桑枝、六神曲。辅料为蔗糖、糊精。

功能主治：疏风清热，利咽解毒。用于风热感冒，发热，有汗，鼻塞，头痛，咽痛，咳嗽，多痰。

用法用量：开水冲化后温服。一次1袋，一日3次。

注意事项：忌烟、酒及辛辣、生冷、油腻食物。不宜在服药期间同时服用滋补性中成药。

## 复方甘草片

本品为中西药复合制剂，其止咳效果明显，但无化痰作用。临床上主要用于治疗急性气管炎、慢性气管炎发作所致的咳嗽等症。

主要成分：甘草浸膏粉、阿片粉、樟脑、八角茴香油、苯甲酸钠。

功能主治：止咳镇咳。

用法用量：口服或含化。成人一次3～4片，一日3次。

注意事项：本品不可久服过服，以免抑制呼吸或成瘾。忌酒及安眠药。

## 急支糖浆

本品药性平和，镇咳作用尚可，并有消炎、化痰的作用。临床上用于治疗急性支气管炎、慢性支气管炎、急性发作所致的咳嗽等。

主要成分：鱼腥草、金荞麦、四季青、麻黄、紫菀、前胡、枳壳、甘草。

功能主治：清热化痰，宣肺止咳。用于外感风热所致的咳嗽，症见发热、恶寒、胸膈满闷、咳嗽咽痛。

用法用量：口服。成人一次20～30毫升，一日3～4次；儿童一岁以内一次5毫升，一岁至三岁一次7毫升，四岁至七岁一次10毫升，七岁以上一次15毫升，一日3～4次。

注意事项：忌烟、酒及辛辣、生冷、油腻食物。不宜在服药期间同时服用滋补性中成药。

## 双黄连口服液

本品主治风热感冒所致的发热、咽痛、咳嗽等症。即西医称为急性上呼吸道感染、急性咽喉炎、急慢性气管炎等证。

主要成分：金银花、黄芩、连翘。辅料为蔗糖。

功能主治：疏风解表，清热解毒。用于外感风热所致的感冒，症见发热、咳嗽、咽痛。

用法用量：口服。一次2支，一日3次；儿童酌减或遵医嘱。

注意事项：忌烟、酒及辛辣、生冷、油腻食物。不宜在服药期间同时服用滋补性中成药。

## 桂龙咳喘灵

本品为温化寒痰药。可减轻或消除咳嗽、咳痰、气喘等症状。临床上用于治疗流行性感冒、急慢性支气管炎、支气管哮喘、肺气肿、肺心病等属风寒或痰湿阻肺者。

主要成分：桂枝、龙骨、白芍、生姜、大枣、炙甘草、牡蛎、黄连、法半夏、瓜蒌皮、苦杏仁（炒）。

功能主治：止咳化痰，降气平喘。用于外感风寒、痰湿阻肺引起的咳嗽、气喘、痰涎壅盛；急慢性支气管炎见上述证候者。

用法用量：口服。一次3粒，一日3次。

注意事项：阴虚肺燥者慎用；服药期间忌食生冷、烟、酒等。

## 黄氏响声丸

本品为清化热痰药，可减轻或消除声音嘶哑、咽喉肿痛等症状。即西医称为急、慢性咽喉炎，声带息肉等症。

主要成分：薄荷、浙贝母、连翘、蝉蜕、胖大海、酒大黄、川芎、儿茶、桔梗、诃子肉、甘草、薄荷脑。

功能主治：疏风清热，化痰散结，利咽开音。用于声音嘶哑，咽喉肿痛，咽干灼热，咽中有痰，或寒热头痛，或便秘尿赤；急、慢性喉炎。

用法用量：口服。炭衣丸6丸，一日3次，饭后服用。

注意事项：忌辛辣、鱼腥食物；孕妇慎用。凡声嘶、咽痛，兼见恶寒发热、鼻流清涕等外感风寒者慎用。

## 川贝枇杷糖浆

本品主要作用为清化热痰。可减轻或消除咳嗽、咳痰、痰咳不畅、胸闷等症状。即西医称为急性支气管炎，以及支气管炎所引起的咳嗽等。

主要成分：川贝母流浸膏、桔梗、枇杷叶、薄荷脑，辅料为蔗糖、苯甲酸钠、杏仁香精。

功能主治：清热宣肺，化痰止咳。用于风热犯肺、痰热内阻所致的咳嗽痰黄或咯痰不爽、咽喉肿痛、胸闷胀痛。

用法用量：口服。一次10毫升，一日3次。

注意事项：不宜在服药期间同时服用滋补性中药。服药期间出现喘促气急者，或咳嗽加重、痰量明显增多者应去医院就诊。

## 3. 五官科疾病的中成药

五官泛指脸的各部位,包括额、双眉、双目、双耳、鼻、双颊、唇、舌、齿和下颌,其中耳、目、鼻、舌是人体重要的感觉器官,分别为听、视、嗅、味四种感觉,通过这四种感觉,可以分辨外界事物的各种属性,了解自身的状态。

五官科疾病的临床症状都比较明显,一旦发现应及早治疗,以免诱发其他病症。常见的五官科疾病有口腔溃疡、鼻炎、咽炎、腮腺炎、耳聋、耳鸣、结膜炎、白内障、夜盲症、青光眼等。

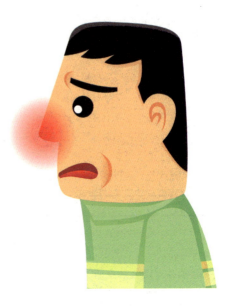

| 病证 | 中成药 | 病证 | 中成药 |
|---|---|---|---|
| 鼻炎 | 鼻炎宁颗粒、鼻渊舒口服液 | 结膜炎 | 熊胆胶囊 |
| 鼻窦炎 | 鼻渊舒口服液、鼻炎片 | 外耳道炎 | 耳聋丸 |
| 白内障 | 障眼明片、石斛夜光丸 | 咽喉炎 | 双料喉风散 |

## 鼻渊舒口服液

本品主要作用为清热解毒。可减轻或消除鼻塞流涕、嗅觉障碍、头昏痛、鼻干燥等症状。即西医称为急慢性鼻炎、急慢性鼻窦炎、感冒等证。

**主要成分**:苍耳子、辛夷、薄荷、白芷、黄芩、栀子、柴胡、细辛、川芎、黄芪、茯苓、川木通、桔梗。

**功能主治**:疏风清热,祛湿通窍。用于鼻炎、鼻窦炎属肺经风热及胆腑郁热证者。

**用法用量**:口服。一次10毫升,一日2~3次,七日为一疗程。

**注意事项**:久存若有少量沉淀,请摇匀后服用。

## 鼻炎康片

本品为中西药复合制剂，主要作用为清热解毒。临床上主治过敏性鼻炎、急慢性鼻炎等证。对过敏性鼻炎疗效显著。

主要成分：广藿香、苍耳子、鹅不食草、野菊花、黄芩、麻黄、当归、猪胆汁、薄荷油、马来酸氯苯那敏。

功能主治：清热解毒，宣肺通窍，消肿止痛。用于急慢性鼻炎、过敏性鼻炎等。

用法用量：口服。一次4片，一日3次。

注意事项：本品含马来酸氯苯那敏，服药期间不宜驾驶飞机、车、船，不宜从事高空作业及操作精密仪器。

## 障眼明片

本品主要作用为补肝益肾，退翳明目。可减轻或消除视物疲劳、精神困倦、头晕眼花、腰酸健忘等症状。即西医称为视力低下症，初、中期老年性白内障，眼底血管病变等证。

主要成分：肉苁蓉、枸杞子、熟地黄、山茱萸、蕤仁(去内果皮)、密蒙花、菊花、决明子、青葙子、川芎、黄芪、黄精、石菖蒲、车前子、菟丝子、黄柏、党参等。

功能主治：补益肝肾，退翳明目。用于初期及中期老年性白内障。

用法用量：口服。一次4片，一日3次。

注意事项：高血压患者慎服。

## 耳聋丸

本品主要作用为清肝胆实热。可减轻或消除耳聋耳鸣、耳内生脓、耳窍不通、上焦湿热、头晕头痛等症状。即西医称为外耳道炎、化脓性中耳炎、慢性迁延性肝炎、慢性胆囊炎等证。

主要成分：龙胆草、黄芩、地黄、泽泻、木通、栀子、当归、九节菖蒲、甘草、羚羊角粉。

功能主治：清肝泻火，利湿通窍。用于肝胆湿热所致的头晕头痛、耳聋耳鸣、耳内流脓。

用法用量：口服。一次1丸，一日2次。

## 4. 皮肤科疾病的中成药

中医对疾病的认识是从人体整体性出发的。皮肤病虽发于外，但其病因绝大多数是由于体内阴阳气血的偏盛与偏衰和脏腑之间机能活动的失调所致。《诸病源候论》记载："头面生疮系内热外虚，风湿所乘。""肺主气，候于皮毛，气虚则肤腠开，为风湿所乘，脾主肌肉，内热则脾气温，脾气温则肌肉生热也，湿热相搏，身体告生疮。"这些都说明皮肤病与内脏的关系。

通过对各种致病原因及临床症状的辨证分析，将皮肤疾病分类如下：

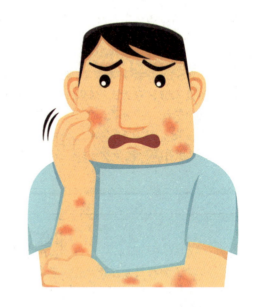

| 病证 | 中成药 | 病证 | 中成药 |
|---|---|---|---|
| 痤疮 | 复方珍珠暗疮片、排毒养颜胶囊 | 湿疹 | 皮肤病血毒丸、湿毒清胶囊 |
| 黄褐斑 | 祛斑调经胶囊、舒肝颗粒 | 手足癣 | 珊瑚癣净、百癣夏塔热片 |
| 皮炎 | 皮肤病血毒丸、消炎癣湿药膏 | 荨麻疹 | 乌蛇止痒丸、凉血祛风糖浆 |

## 皮肤病血毒丸

本品主要作用为清热化湿润燥。临床上主治风疹、湿疹、皮肤瘙痒、雀斑、粉刺、手足癣、痈疖、丹毒等证。

**主要成分**：茜草、桃仁、荆芥穗（炭）、蛇蜕、赤芍、当归、白茅根地肤子、苍耳子、地黄、连翘、金银花、苦地丁、土茯苓、黄柏、皂角刺、桔梗、益母草等。

**功能主治**：清血解毒，消肿止痒。用于经络不和、湿热血燥引起的风疹，湿疹，皮肤刺痒，雀斑粉刺。

**用法用量**：口服，一次20粒，一日2次。

**注意事项**：风寒证或肺脾气虚证荨麻疹不宜使用。孕妇禁服。

## 乌蛇止痒丸

本品主要作用为化湿止痒。临床上主治皮肤瘙痒症、荨麻疹、妇女阴痒等证。

主要成分：苍术、当归、防风、黄柏、苦参、牡丹皮、人参须、人工牛黄、蛇床子、蛇胆汁、乌梢蛇（白酒炙）。

功能主治：养血祛风，燥湿止痒。用于风湿热邪蕴于肌肤所致的瘾疹、风瘙痒，症见皮肤风团色红、时隐时现、瘙痒难忍，或皮肤瘙痒不止、皮肤干燥、无原发皮疹；慢性荨麻疹、皮肤瘙痒症见上述证候者。

用法用量：口服。一次2.5克（约20丸），一日3次。

注意事项：服本药时不宜同时服藜芦、五灵脂、皂荚或其制剂；不宜喝茶和吃白/胡萝卜，以免影响疗效。孕妇禁用。

## 湿毒清胶囊

本品主要作用为祛风清热化湿。临床上主治风热、风湿热或血虚生燥引起的皮肤瘙痒症等证。

主要成分：地黄、当归、丹参、蝉蜕、苦参、白鲜皮、甘草、黄芩、土茯苓。

功能主治：养血润肤，祛风止痒。用于血虚风燥所致的风瘙痒，症见皮肤干燥、脱屑、瘙痒，伴有抓痕、血痂、色素沉着；皮肤瘙痒症见上述证候者。

用法用量：口服。一次3~4粒，一日3次。

注意事项：忌烟酒、辛辣、油腻及腥发食物。孕妇禁用。

## 复方珍珠暗疮片

本品主要作用为清心经、胃经实热。临床上主治面部痤疮（俗称青春痘）、皮肤湿疹、皮炎等证。

主要成分：金银花、蒲公英、当归尾、地黄、黄柏、大黄、水牛角浓缩粉、羚羊角、北沙参、黄芩、赤芍、珍珠层粉。

功能主治：清热解毒，凉血消斑。用于血热蕴阻肌肤所致的粉刺、湿疮，症见颜面部红斑、粉刺疙瘩、脓疱，或皮肤红斑丘疹、瘙痒；痤疮、红斑丘疹性湿疹见上述证候者。

用法用量：口服。一次4片，一日3次。

注意事项：忌烟酒、辛辣、油腻及腥发食物。切忌以手挤压患处，保持面部卫生。用药期间不宜同时服用温热性药物。

## 5. 泌尿系统疾病的中成药

泌尿系统中最重要的脏器是肾，肾被称为"先天之本"。维系肾脏功能的是肾阴与肾阳。肾阴指的是物质，包括精液、血等；肾阳指的是功能，包括气、元气等。在一定程度上，肾的阴、阳可以相互转换，相互补充。一般认为，肾阴阳两虚为肾脏疾病的早期。这时，体内消耗肾阳以补充肾阴，如肾阴虚不能及早纠正，便会导致肾阳虚或肾阴虚，也就是肾脏疾病的中、晚期。

另外，泌尿系统的感染，中医认为是心经有热下注膀胱或膀胱湿热所致。故治疗泌尿系统疾病的中成药有以下方面：

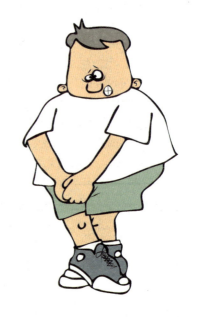

| 病证 | 中成药 | 病证 | 中成药 |
| --- | --- | --- | --- |
| 膀胱湿热 | 尿感宁颗粒、复方金钱草颗粒 | 肾阴阳两虚 | 肾宝口服液、河车大造丸 |
| 肾阴虚 | 六味地黄丸、复方珍珠口服液 | 结石 | 石淋通片、五淋化石丸 |
| 肾阳虚 | 补肾强身片、人参蜂王浆 | 肾炎 | 肾炎舒片、肾炎消肿片 |

# 尿感宁颗粒

本品主要作用为清除膀胱湿热。可减轻或消除尿频、尿急、尿痛、排尿烧灼感、尿血等症状。即西医称为急、慢性肾盂肾炎，急、慢性膀胱炎，急、慢性尿道炎等证。

**主要成分**：海金沙藤、连钱草、凤尾草、萹草、紫花地丁。

**功能主治**：清热解毒，利尿通淋。用于膀胱湿热所致淋症，症见尿频、尿急、尿道涩痛、尿色偏黄，小便淋漓不尽等；急慢性尿路感染见上述证候者。

**用法用量**：开水冲服。一次5克，一日3～4次。

**注意事项**：本品对轻、中度尿路感染患者效果佳，对重度患者需与抗生素等合用。

## 复方金钱草颗粒

本品主要作用为清除膀胱湿热。可减轻或消除尿频、尿急、尿痛、浮肿、尿血、排尿不畅、排尿中断等症状。即西医称为急、慢性肾盂肾炎，急、慢性膀胱炎，急、慢性尿道炎，肾结石、膀胱结石、肾炎等导致的浮肿等症。

主要成分：广金钱草、车前草、石韦、玉米须。

功能主治：清热祛湿，利尿排石，消炎止痛。用于泌尿系结石、尿路感染属湿热下注证者。

用法用量：开水冲服。一次1～2袋，一日3次。

注意事项：本品无解痉止痛的作用，如遇泌尿系统结石引发绞痛等症，可加服解痉、镇痛药。

## 排石颗粒

本品主要作用为清除膀胱及下焦湿热。可减轻或消除尿有砂石、排尿困难、淋漓不畅、尿烧灼感等症状。即西医称为膀胱结石、输尿管结石、肾结石、急慢性泌尿系感染等证。

主要成分：连钱草、盐车前子、关木通、徐长卿、石韦、瞿麦、忍冬藤、滑石、苘麻子、甘草。

功能主治：清热利水，通淋排石。用于下焦湿热所致的石淋，症见腰腹疼痛、排尿不畅或伴有血尿；泌尿系结石见上述证候者。

用法用量：开水冲服。一次1袋，一日3次。

注意事项：孕妇慎服；腹泻者慎服；忌辛辣、烟酒等物。

## 肾宝口服液

本品主要作用为温补肾阳、滋补肾阴。可减轻或消除畏寒怕冷、腰膝酸痛、精神不振、夜尿增多频数、阳痿遗精、妇女月经过多、白带清稀等症状。即西医称为慢性肾功能不全、阳痿、月经紊乱、贫血、免疫功能低下等证。

主要成分：蛇床子、川芎、菟丝子、补骨脂、茯苓、红参、小茴香、五味子、金樱子、白术、当归等。

功能主治：调和阴阳，温阳补肾，安神固精，扶正固本。用于阳痿，遗精，腰腿酸痛，精神不振，夜尿频多，畏寒怕冷，妇女月经过多、白带清稀。

用法用量：口服。一次10～20毫升，一日3次。

注意事项：服用本品同时不宜服用藜芦、五灵脂、皂类或其制剂；不宜喝茶和吃白萝卜、胡萝卜，以免影响药效。

## 前列通片

本品主要作用为补肾气、清除下焦湿热。可减轻或消除排尿不畅、尿血、尿痛、尿频数等症状。即西医称为前列腺炎、前列腺增生、前列腺肥大等证。

主要成分：广东王不留行、黄芪、车前子、关黄柏、两头尖、蒲公英、泽兰、琥珀、肉桂油、八角茴香油。

功能主治：清利湿浊，化瘀散结。用于热淤蕴结下焦所致的轻、中度癃闭，见排尿不畅、尿流变细、小便频数，可伴有尿急、尿痛或腰痛。

注意事项：孕妇慎用。

用法用量：口服。一次6片，一日3次。30～45日为一疗程。

## 石淋通片

本品主要作用为清除下焦湿热。可减轻或消除尿挟砂石、尿道刺痛、排尿困难、尿赤浑浊、尿血、腰腹绞痛等症状。即西医称为泌尿系统结石、泌尿系统感染、胆结石、黄疸型肝炎等证。

主要成分：广金钱草。

功能主治：清热利尿，通淋排石。用于湿热下注所致的热淋、石淋，症见尿频、尿急、尿痛，或尿有砂石；尿路结石、肾盂肾炎见上述证候者。

注意事项：孕妇禁服。

用法用量：口服。一次5片，一日3次。

## 前列康片

本品主要作用为补肾健脾。可减轻或消除小便频数、排尿不畅、排尿不尽等症状。即西医称为前列腺增生，急、慢性前列腺炎等证。

主要成分：油菜花粉。

功能主治：补肾固本。用于肾气不固所致的腰膝酸软，尿后余沥。

注意事项：本品宜饭前服用。

用法用量：口服。一次3～4片，一日3次。1个月为一个疗程。

## 五淋化石丸

本品主要作用为化石止痛、利尿等。可减轻或消除腰痛、尿频、尿急、尿痛、血尿、排尿困难、淋漓不断等症状。即西医称为尿道感染、尿路结石、乳糜尿、前列腺炎、膀胱炎、急性肾盂肾炎等证。

主要成分：广金钱草、鸡内金、泽泻、沙牛、琥珀、黄芪、石韦、海金沙、车前子、甘草、延胡索（醋制）。

功能主治：通淋利湿，化石止痛。用于淋症，癃闭，尿路感染，尿路结石，前列腺炎，膀胱炎，肾盂肾炎，乳糜尿。

用法用量：口服。一次5丸，一日3次。

## 百令胶囊

本品主要作用为补肺阳、补肾阳。可减轻或消除咳嗽、气喘、咯血、尿少、尿血、腰背酸痛、滑精早泄等症状。即西医称为慢性气管炎、慢性喉炎、性功能低下症、疲劳综合征、慢性肝炎、慢性肾炎、癌症等属肺肾两虚者。

主要成分：发酵虫草菌粉。

功能主治：补肺肾，益精气。用于肺肾两虚引起的咳嗽、气喘、咯血、腰背酸痛等症及慢性支气管炎的辅助治疗。

注意事项：忌辛辣、生冷、油腻食物。

用法用量：口服。一次2～6粒，一日3次；慢性肾功能不全，一次4粒，一日3次，疗程8周。

## 金水宝胶囊

本品主要作用为补肾保肺。可减轻或消除咽痛、咳嗽咳痰、头晕心悸、腰膝酸软、腹胀腹痛等症状。即西医称为慢性支气管炎、高脂血症、肝硬化、妇女月经不调、冠心病、性功能低下症等证。

主要成分：发酵虫草菌粉

功能主治：补益肺肾，秘精益气。用于肺肾两虚，精气不足，久咳虚喘，神疲乏力，不寐健忘，腰膝酸软，月经不调，阳痿早泄。

用法用量：口服。一次3粒，一日3次；用于慢性肾功能不全者，一次6粒，一日3次。

## 6. 儿科疾病的中成药

儿童正值生长发育期，各器官功能不健全。中医认为幼体脏腑娇嫩，形气未充，故有脾常虚之说。由于脾胃虚弱，则消化功能减低，使胃肠积热，机体抵抗力下降，易患感冒、扁桃体炎、肺热咳喘、高热惊厥等证。故治疗儿科疾病的中成药，大多具有健脾胃、助消化、清内热的作用，其常见药物有：

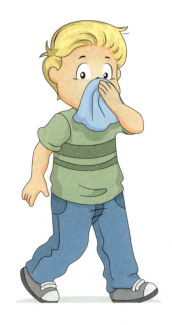

| 病证 | 中成药 | 病证 | 中成药 |
|---|---|---|---|
| 风热感冒 | 小儿感冒颗粒 | 营养不良 | 小儿七星茶、儿康宁糖浆 |
| 高热惊厥 | 小儿清热散、万应锭 | 佝偻病 | 龙牡壮骨颗粒 |
| 肺热咳喘 | 小儿清肺颗粒、小儿肺热咳喘宁 | 多动症 | 小儿智力糖浆 |

## 小儿感冒颗粒

本品主治风热感冒。可减轻或消除发热、头痛、鼻塞、流涕、咽喉红痛、口渴无汗、胸闷咳嗽有痰等症状。即西医称为流行性感冒、病毒性感冒等证。

主要成分：广藿香、菊花、连翘、大青叶、板蓝根、地黄、地骨皮、白薇、薄荷、石膏。

功能主治：疏风解表，清热解毒。用于小儿风热感冒，症见发热、头胀痛、咳嗽痰黏、咽喉肿痛；流感见上述证候者。

用法用量：开水冲服。一岁以内一次6克，一岁至三岁一次6～12克，四岁至七岁一次12～18克，八至十二岁一次24克，一日2次。

## 龙牡壮骨颗粒

本品主要作用为补肾壮骨。可减轻或消除多汗、夜啼、夜惊、食欲缺乏、消化不良、发育迟缓等症状。即西医称为佝偻病、软骨病、营养不良、消化不良等证。

主要成分：党参、黄芪、麦冬、龟甲（醋制）、白术（炒）、山药、五味子（醋制）、龙骨、牡蛎（煅）等。

功能主治：强筋壮骨，和胃健脾。用于治疗和预防小儿佝偻病，软骨病。

用法用量：开水冲服。两岁以下一次5克，两岁至七岁一次7.5克，七岁以上一次10克，一日3次。

注意事项：服本品治疗佝偻病，可以替代鱼肝油及钙剂，因本品中的牡蛎、龟板等中含有丰富的钙。

## 小儿七星茶

本品主要作用为清心肝热。可减轻或消除烦躁不安、夜眠不宁、夜惊、不思饮食、小便短赤等症状。即西医称为消化不良、小儿肝炎、小儿惊厥等证。

主要成分：薏苡仁、稻芽、山楂、淡竹叶、钩藤、蝉蜕、甘草。

功能主治：开胃消滞，清热定惊。用于小儿积滞化热，消化不良，不思饮食，烦躁易惊，夜寐不安，大便不畅，小便短赤。

用法用量：开水冲服。一次3.5～7克，一日3次。

## 儿康宁糖浆

本品主要作用为补中气，健脾胃。可减轻或消除厌食、泄泻、体弱多汗、易感冒等症状。即西医称为营养不良、消化不良等证。

主要成分：党参、黄芪、白术、茯苓、山药、薏苡仁、麦冬、制何首乌、大枣、焦山楂、炒麦芽、桑枝。

功能主治：益气健脾，消食开胃。用于脾胃气虚所致的厌食，症见食欲缺乏、消化不良、面黄身瘦、大便稀溏。

用法用量：口服。一次10毫升，一日3次。

注意事项：感冒及饮食停滞者忌服。

## 7. 外伤科疾病的中成药

日常生活中,人们往往由于自身疏忽或劳累过度而身患各种劳损性组织创伤,如腰肌劳损、跌打损伤等。可选用的中成药有三七伤药片、跌打丸、云南白药膏等。由于如今工作压力、生活压力的与日俱增,很多人都患上各种骨伤性疾病,如颈椎病、腰椎间盘突出等。可选用的中成药有抗骨增生片、酸痛灵、腰痛宁胶囊等。

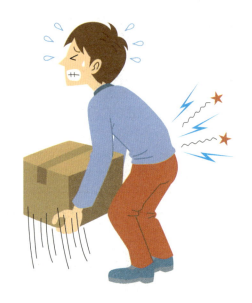

| 病证 | 中成药 | 病证 | 中成药 |
| --- | --- | --- | --- |
| 跌打损伤 | 三七伤药片、跌打丸 | 腰椎间盘突出 | 腰痛宁胶囊、骨友灵擦剂 |
| 骨质增生 | 骨仙片、骨刺丸 | 腰肌劳损 | 三七伤药片、酸痛灵 |
| 风湿性关节炎 | 麝香镇痛膏、活血应痛丸 | 颈椎病 | 抗骨增生片、壮骨关节丸 |

### 三七伤药片

本品为外伤科常用药,止痛、活血消肿作用显著,特别是对韧带扭伤、挫伤及软组织损伤等疗效显著。临床上主治急慢性扭伤、挫伤、腰肌劳损、关节痛、神经痛、跌打损伤等证。

主要成分:三七、制草乌、雪上一枝蒿、骨碎补、红花、接骨木、赤芍、冰片。

功能主治:舒筋活血,散瘀止痛。用于跌打损伤,风湿瘀阻,关节痹痛;急慢性扭挫伤、神经痛见上述证候者。

用法用量:口服。一次3片,一日3次。

注意事项:本品药性强烈,应按规定量服用;孕妇忌用;有心血管疾病患者慎用。

## 红药片

本品主要作用为活血止痛。临床上主治跌打损伤、软组织损伤、韧带损伤、关节肿痛、肢体麻木等证。

主要成分：三七、川芎、白芷、当归、土鳖虫、红花。
功能主治：活血止痛，去瘀生新。用于跌打损伤，瘀血肿痛，风湿麻木。
用法用量：口服。一次2片，一日2次，儿童减半。

注意事项：孕妇忌服；妇女经期停服。

## 骨仙片

本品主要作用为滋阴壮阳、通络止痛。临床上主治骨质增生症，特别是足跟骨骨刺。对颈椎病、胸椎炎、腰椎骨质增生、膝关节骨质增生，坐骨神经痛、肩周炎等均有一定的疗效。

主要成分：骨碎补、熟地黄、黑豆、女贞子、牛膝、仙茅、枸杞子、菟丝子、防己、枸杞子。
功能主治：填精益髓，壮腰健肾，强壮筋骨，舒筋活络，养血止痛。用于因骨质增生引起的疾患。
用法用量：口服。一次4~6片，一日3次。

注意事项：感冒发热勿服。

## 消肿片

本品主要作用为消肿解毒。临床上主治乳房肿块、乳腺增生、下肢溃疡、下肢静脉曲张等证。

主要成分：枫香脂、没药、当归、制草乌、地龙、乳香、马钱子（炒、去毛）、香墨、五灵脂。
功能主治：本品具有消肿拔毒功效。用于瘰疬痰核、流注、阴疽肿毒等症。
用法用量：饭前用温黄酒或温开水化服。一次2~4片，一日3次。

注意事项：有毒，孕妇忌服；不可过服。

## 腰痛宁胶囊

本品主要作用为温经通络止痛。临床上主治腰椎间盘突出症、腰椎骨质增生、腰肌劳损、坐骨神经痛、慢性风湿性关节炎等症。对腰椎间盘突出症效果显著。

主要成分：马钱子粉（调制）、土鳖虫、川牛膝、甘草、麻黄、乳香、没药、全蝎僵蚕、苍术。

功能主治：消肿止痛，疏散寒邪，温经通络。用于腰椎间盘突出症，腰椎增生症，坐骨神经痛，腰肌劳损，腰肌纤维炎，慢性风湿性关节炎。

用法用量：黄酒兑少量温开水送服。一次4～6粒，一日1次。睡前半小时服或遵医嘱。

注意事项：孕妇、小儿及心脏病患者禁服；有严重心、肝、肾疾患者忌服。

## 七厘胶囊

本品主要作用为散瘀止痛。临床上主治冠心病心绞痛、中毒性心肌炎、乙型肝炎、带状疱症、骨折、肌肉及软组织挫扭伤、烧伤烫伤等证。

主要成分：血竭、乳香（制）、没药（制）、红花、儿茶、冰片、人工麝香、朱砂。

功能主治：化瘀消肿，止痛止血。用于跌扑损伤，血瘀疼痛，外伤出血。

用法用量：口服。一次2～3粒，一日1～3次。

注意事项：孕妇禁服；有毒，不可久服。

## 跌打丸

本品主要作用为化瘀止痛。临床上主治各种跌打损伤、软组织挫伤及骨折。

主要成分：大黄（酒炒）、白芍（酒炒）、地黄、当归、制川乌、香附（醋制）、蒲黄、三棱（醋制）、防风、红花、莪术（醋制）、续断、郁金、五灵脂（醋制）、乌药、牡丹皮、柴胡、三七、木香、枳壳、青皮、延胡索（醋制）。

功能主治：活血散瘀，消肿止痛。用于跌打损伤，伤筋动骨，瘀血肿痛，闪腰岔气。

用法用量：口服。一次1丸，一日2次。

注意事项：孕妇忌服。

## 活血应痛丸

本品主要作用为祛风利湿活血。临床上主治风湿性关节炎、类风湿性关节炎、腰椎骨质增生症、脑梗死后遗症等证。

主要成分：狗脊（砂烫去毛）、香附（醋制）、没药（醋制）、制草乌（米泔水制）、陈皮、威灵仙。

功能主治：壮筋骨，活血脉，祛风利湿。用于血脉凝滞，腰腿疼痛，风湿麻木，关节酸痛，行步艰难。

用法用量：口服。大蜜丸每次1丸，一日2次。

注意事项：忌生冷油腻食品；孕妇忌服。

## 麝香镇痛膏

本品主要作用为祛风镇痛、舒筋活血。临床上主治关节疼痛、腰背酸痛、扭挫伤及风湿痛等证。

主要成分：麝香、生川乌、红茴香根、辣椒、樟脑、颠茄流浸膏、水杨酸甲酯。

功能主治：散寒，活血，镇痛。本品用于风湿关节痛，关节扭伤。

用法用量：外用，贴患处。将患处皮肤表面洗净，擦干，撕去覆盖在膏布上的隔离层，将膏面贴于患处的皮肤上。

注意事项：胰岛素依赖型、糖尿病昏迷前期、糖尿病合并酸中毒或酮症、对磺胺类药物过敏者禁用/慎用，妊娠糖尿病患者禁用。

## 跌打活血散

本品主要作用为活血止痛。临床上主治跌打损伤、软组织挫伤、骨折、闪腰岔气等证。

主要成分：红花、当归、乳香、没药、儿药、血竭、大黄、冰片、土鳖虫等。

功能主治：舒筋活血，散瘀止痛。用于跌打损伤，闪腰岔气。

用法用量：口服，用温水或黄酒送服；一次3次，一日2次。外用，以黄

注意事项：孕妇忌用，儿童慎用；皮肤破伤处不宜外敷。

## 8. 妇产科疾病的中成药

妇产科疾病的治疗涉及内分泌失调、感染性炎症及组织增生等。现代医学治疗多采用激素和抗感染类药物及手术方法。而中医依据病人的个体差异，根据疾病不同阶段的特殊症候和体征，个体化治疗，从而避免了许多副作用，发挥了中医药的优越性，尤其对于某些病种可补现代医学之缺憾。常见的妇产科疾病及对应的中成药如下：

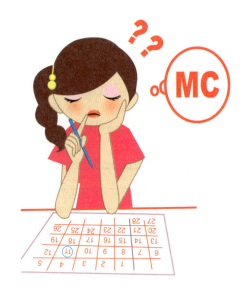

| 病证 | 中成药 | 病证 | 中成药 |
| --- | --- | --- | --- |
| 乳腺增生 | 乳块消片、乳癖消片 | 月经不调 | 女宝胶囊、益母草颗粒 |
| 盆腔炎 | 妇科千金片、妇炎康复片 | 带下病 | 乌鸡白凤丸、妇炎净胶囊 |
| 宫颈炎 | 抗宫炎片、妇炎清糖浆 | 流产 | 孕康口服液、安胎益母丸 |

### 妇科千金片

本品主要作用为清热解毒、补血益气。可消除或减轻妇女腰酸痛、低热、白带增多等症状。即西医称为急慢盆腔炎、子宫内膜炎、宫颈炎等证。

**主要成分**：千斤拔、金樱根、穿心莲、功劳木、单面针、当归、鸡血藤、党参。

**功能主治**：清热除湿，益气化瘀。用于湿热瘀阻所致的带下病，腹痛，症见带下量多、色黄质稠，小腹疼痛。

**用法用量**：口服，温开水送服。一次6片，一日3次。

**注意事项**：忌辛辣、生冷、油腻食物；有高血压、心脏病、肝病、糖尿病、肾病等慢性病严重者应在医师指导下服用。

## 乳块消片

本品主要作用为活血化瘀、消炎。可减轻或消除乳癖、乳腺红肿疼痛等症状。即西医称为乳腺增生症、乳痛等证。

主要成分：橘叶、丹参、皂角刺、川楝子、王不留行、地龙。

功能主治：疏肝理气，活血化瘀，消散乳块。用于乳腺增生，乳腺胀痛。

用法用量：口服。一次4～6片，一日3次。

注意事项：必须坚持服药，经期不必停药；孕妇慎服。

## 女宝胶囊

本品主要作用为温经补气血。可活血化瘀，健脾益肾，调经带，促进生育功能。临床上主治月经不调、不孕症、盆腔炎、痛经等证。

主要成分：人参、川芎、鹿胎粉、银柴胡、牡丹皮、沉香、吴茱萸（制）、肉桂、延胡索（醋制）、木香、香附（醋制）、当归、海螵蛸、青皮、荆芥穗（炭）等。

功能主治：调经止血，温宫止带，逐瘀生新。用于月经不调，行经腰腹疼痛，四肢无力，带下，产后腹痛。

用法用量：口服。一次4粒，一日3次。

注意事项：孕妇忌服。

## 更年舒片

本品主要作用为营养精神及调节机体代谢内分泌功能。可减轻或消除月经不调、头昏、心悸、失眠等症状。即西医称为更年期综合征等症以气虚为主者。

主要成分：熟地黄、龟甲（炒）、鹿角霜、阿胶、淫羊藿、五味子、当归、益母草（四制）、牡丹皮、艾叶（四制）、茯苓、泽泻、山药、砂仁、谷维素、维生素$B_6$。

功能主治：滋补肝肾，养阴补血，化瘀调经，调气温肾，营养神经，调节代谢功能。适用于绝经前后引起的月经不调，头昏，心悸，失眠。

用法用量：口服。一次5片，一日3次。

注意事项：忌食辛辣，少进油腻；心悸症状明显者，应去医院诊治。

## 抗宫炎片

本品主要作用为清热消肿。可减轻或消除下腹隐痛、低热、腰酸、白带增多、出血等症状。即西医慢性宫颈炎、子宫糜烂出血等证。

主要成分：广东紫珠干浸膏、益母草干浸膏、乌药干浸膏。

功能主治：清热，祛湿，化瘀，止带。用于湿热下注所致的带下病，症见赤白带下、量多臭味；宫颈糜烂见上述证候者。

用法用量：口服，饭前温水送服。一次6片，一日3次。

注意事项：孕妇禁服。

## 益母草颗粒

本品主要作用为清热祛瘀。可减轻或消除妇女血热有瘀、经行不畅、痛经闭经、产后瘀阻等症状。即西医称为月经不调、痛经、产后子宫出血、子宫复原不全等证。

主要成分：益母草。

功能主治：活血调经。用于血瘀所致的月经不调，症见经水量少。

用法用量：开水冲服。一次1袋，一日2次。

注意事项：气血两虚引起的月经量少、色淡质稀，伴有头晕心悸、疲乏无力等不宜选用本药。

## 产妇康颗粒

本品主要作用为补气养血。可减轻或消除腰酸腿软、倦怠乏力、心悸气短等症状。即西医称为产后失血过多等证。

主要成分：益母草、当归、人参、黄芪、何首乌、桃仁、蒲黄、熟地黄、香附（醋制）、昆布、白术、黑木耳。

功能主治：补气养血，祛瘀生新。用于气虚血瘀所致的产后恶露不绝，症见产后出血过多、淋漓不断、神疲乏力、腰腿无力。

用法用量：开水冲服。一次5克，一日3次。

注意事项：服药期间忌吃生冷硬食物。

## 乳癖消片

本品主要作用为清热解毒、软坚散结。临床上主治乳腺囊性增生症及乳腺炎前期。

主要成分：鹿角、蒲公英、昆布、天花粉、鸡血藤、三七、赤芍、海藻、漏芦、木香、玄参、牡丹皮等。

功能主治：软坚散结，活血消痈，清热解毒。用于痰热互结所致的乳癖、乳痈，症见乳房结节、数目不等、大小形态不一、质地柔软，或产后乳房结块、红热疼痛；乳腺增生、乳腺炎早期见上述证候者。

用法用量：口服。一次5～6片，一日3次。

注意事项：孕妇慎服。

## 孕康口服液

本品主要作用为养血补肾安胎。临床上主治先兆流产等证。

主要成分：山药、续断、黄芪、当归、狗脊（去毛）、菟丝子、桑寄生、杜仲（炒）、补骨脂、党参、茯苓、白术（焦）、阿胶、地黄、山茱萸、枸杞子、乌梅、白芍、砂仁、益智、苎麻根、黄芩、艾叶。

功能主治：健脾固肾，养血安胎。用于肾虚型和气血虚弱型先兆流产和习惯性流产。

用法用量：口服（空腹服用）。一次20毫升，一日3次。

注意事项：服药期间，忌食辛辣刺激性食物，避免剧烈运动以及重体力劳动；凡难免流产、葡萄胎等非本品使用范围。

## 乌鸡白凤丸

本品可减轻或消除月经延期，经期少、色淡质清；或者经期前移，量多，肢体乏力；或闭经；或经血非时而下；或量少淋漓日久，小腹坠痛，头晕耳眠；或带下量多、色白等症状。即西医称为月经不调、闭经、功能性子宫出血、慢性盆腔炎。

主要成分：乌鸡（去毛爪肠）、人参、白芍、丹参、香附（醋炙）、当归、牡蛎（煅）、鹿角、桑螵蛸等。

功能主治：补气养血，调经止带。用于气血两亏引起的月经不调，行经腹痛，体弱乏力，腰酸腿软。

用法用量：口服，温黄酒或温开水送服。一次6克，一日2次。

注意事项：忌食寒凉、生冷食物；服药期间不宜喝茶和吃白萝卜、胡萝卜，不宜同时服用藜芦、五灵脂、皂荚或其制剂。

## 9. 心脑血管疾病的中成药

心脑血管疾病是心脏血管和脑血管疾病的统称,泛指由于高脂血症、血液黏稠、动脉粥样硬化、高血压等所导致的心脏、大脑及全身组织发生的缺血性或出血性疾病。中医认为,血行不畅、瘀蓄内停是引发心血管疾病的主要原因。因此,抗心血管病中成药多以活血化瘀药为主。

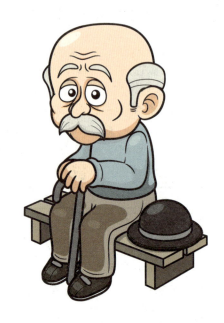

| 病证 | 中成药 | 病证 | 中成药 |
| --- | --- | --- | --- |
| 高血压 | 参芍片、心血康胶囊 | 脑梗死 | 血栓心脉宁胶囊、藻酸双酯钠片 |
| 高血脂 | 冠脉宁片、脂必妥片 | 冠状动脉粥样硬化 | 复方丹参片、心血康胶囊 |
| 冠心病 | 血塞通片、银杏叶片 | 静脉曲张 | 抗栓胶囊、脉络宁颗粒 |

### 参芍片

本品主要作用为活血化瘀、益气止痛。可减轻或消除气虚性血瘀所致的胸闷、胸痛、心悸、气促等症状。即西医称为冠状动脉粥样硬化性心脏病、心绞痛、高血压病、高脂血症等。

主要成分:白芍、人参茎叶皂苷。

功能主治:活血化瘀,益气止痛。用于气虚血瘀所致的胸闷,胸痛,心悸,气短。

用法用量:口服。一次4片,一日2次。

注意事项:忌辛辣、生冷、油腻食物;感冒发热病人不宜服用;妇女经期及孕妇慎用。

## 冠脉宁片

本品主要作用为活血化瘀、行气止痛。可减轻或消除胸闷、胸痛、心悸、头晕等症状。即西医称为冠状动脉粥样硬化性心脏病、高脂血症、脑动脉硬化症等。

主要成分：丹参、没药（炒）、鸡血藤、血竭、延胡索（醋制）、当归、郁金、何首乌（制）、桃仁（炒）等。

功能主治：活血化瘀，行气止痛。用于以胸部刺痛、固定不移、入夜更甚、心悸不宁、舌质紫暗、脉沉弦为主症的冠心病、心绞痛、冠状动脉供血不足。

用法用量：口服。一次3片，一日3次或遵医嘱。

注意事项：孕妇忌服。

## 心血康胶囊

本品主要作用为活血化瘀。可减轻或消除胸痛、气短、胸闷、心悸、头晕等症状。即西医称为冠状动脉粥样硬化性心脏病、心绞痛、心律失常、病毒性心肌炎、高血压病、高脂血症等。

主要成分：黄山药总皂苷。

功能主治：活血化瘀，行气止痛，扩张冠脉血管，改善心肌缺血。用于预防和治疗冠心病，心绞痛以及瘀血内阻之胸痹、眩晕、气短、心悸、胸闷或痛等。

用法用量：口服，饭后服用。一次1～2粒，一日3次，或遵医嘱。

注意事项：极少数病例空腹服用有胃肠道不适。偶有头晕、头疼，可自行缓解。

## 血栓心脉宁胶囊

本品主要作用为活血化瘀、芳香开窍。可抑制血小板聚集、降血脂、抗缺氧、增加血流量等。可减轻或消除胸闷气短、胸痛、头晕、头痛、肢体麻木等症状。临床上主要治疗冠状动脉粥样硬化性心脏病、心绞痛、脑梗死等证。

主要成分：川芎、槐花、丹参、水蛭、毛冬青、人工牛黄、人工麝香、人参茎叶总皂苷、冰片、蟾酥。

功能主治：益气活血，开窍止痛。用于气虚血瘀所致的中风、胸痹，症见头晕目眩、半身不遂、胸闷心痛、心悸气短。

用法用量：口服。一次4粒，一日3次。

注意事项：孕妇忌服；运动员慎用。

## 10. 内分泌及代谢系统疾病的中成药

甲状腺功能亢进症俗称"大脖子病"。西医认为其病因是由于机体内甲状腺素分泌过多所表现的代谢亢进。中医则认为是阴虚阳亢所致。故治疗甲状腺功能亢进症的中成药多为滋阴潜阳类。

中医学将糖尿病分为三大类：上消（糖尿病早期），病因为胃实热证，治疗上消的代表药有白虎合剂、牛黄清胃丸等；中消（糖尿病中期），病因为中气不足，治疗中消的代表药有补中益气丸、降糖舒胶囊等；下消（糖尿病晚期），病因为命门火衰，治疗下消的代表药有金匮肾气丸、虎威丹等。

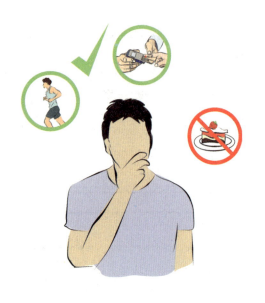

| 病证 | 中成药 | 病证 | 中成药 |
| --- | --- | --- | --- |
| 甲状腺功能亢进 | 甲亢灵片、抑亢丸 | 糖尿病 | 降糖舒胶囊、消渴丸 |

## 甲亢灵片

本品主要作用为滋肝阳、肾阴潜阳以调整机体阴阳平衡。可减轻或消除目胀心悸、多汗、咽干、烦躁易怒、手颤、消瘦等症状。即西医称为甲状腺功能亢进症等证。

**主要成分**：墨旱莲、丹参、夏枯草、山药、龙骨（煅）、牡蛎（煅）。

**功能主治**：平肝潜阳，软坚散结。用于具有心悸、汗多、烦躁易怒、咽干、脉数等症状的甲状腺功能亢进症。

**用法用量**：口服。一次6~7片，一日3次。

注意事项：腹胀食少者慎用。

## 降糖舒胶囊

本品主要作用为滋肾阴、胃阴、补肾气。可用于糖尿病上消、中消、下消症。可减轻或消除口苦咽干、烦渴多饮、多尿、腰膝酸软、乏力等症状。即西医称为2型糖尿病的轻、中期，并可降低血脂，用于高脂血症。

主要成分：人参、枸杞子、黄芪、刺五加、黄精、益智仁、牡蛎、地黄、熟地黄、葛根、丹参、荔枝核、知母、生石膏、芡实、山药、玄参、五味子、麦冬等。

功能主治：滋阴补肾，生津止渴。用于糖尿病及糖尿病引起的全身综合征。

用法用量：口服。一次4～6粒，一日3次。

注意事项：忌食辛辣。

## 玉泉丸

本品主要作用为清除胃热，养胃阴止渴。可用于消期。可减轻或消除口渴喜饮、多食易饥、形体消瘦、头晕耳鸣、酸腰乏力、皮肤干燥瘙痒、小便频数量多等症状。即西医为2型糖尿病早期、尿崩症等证。

主要成分：地黄、甘草、葛根、麦冬、天花粉、五味子。

功能主治：本品具有养阴生津、止渴除烦、益气和中的功效。用于治疗因胰岛功能减退而引起的物质代谢、碳水化合物代谢紊乱，血糖升高之糖尿病（亦称消渴症）。

用法用量：口服。一次6克，一日4次；七岁以上小儿一次3克，三岁至七岁小儿一次2克。

注意事项：属阴阳两虚消渴者慎用；孕妇忌用。

## 消渴丸

本品为中西药复合制剂，所含格列本脲为目前降糖药中作用最强的，故本品降糖效果显著，可用于上消、中消、下消期，即西医称为2型糖尿病早、中、晚期。

主要成分：葛根、地黄、黄芪、天花粉、玉米须、南五味子、山药、格列本脲。

功能主治：滋肾养阴，益气生津。用于气阴两虚型消渴病（非胰岛素依赖型糖尿病），症见多饮，多尿，多食，消瘦，体倦无力，眠差，腰痛；2型糖尿病见上述证候者。

用法用量：口服。一次5～10丸，一日2～3次。或遵医嘱。

注意事项：1型糖尿病患者，2型糖尿病患者伴有酮症酸中毒、昏迷、严重烧伤、感染、严重外伤和重大手术者禁用。

## 消渴平片

本品主要作用于滋阴壮阳清热。可用于糖尿病上消、中消、下消期。可减轻或消除烦渴多饮、多尿、乏力、消瘦、口苦咽干等症状。即西医称为2型糖尿病的早、中、晚期。

主要成分：人参、黄连、天花粉、天冬、黄芪、丹参、枸杞子、沙苑子、葛根、知母、五倍子、五味子。

功能主治：益气养阴，清热泻火，益肾缩尿。用于糖尿病。

用法用量：口服。一次6~8片，一日3次，或遵医嘱。

注意事项：饮食宜清淡，忌食肥甘厚味和辛辣温燥之品。

## 抑亢片

本品主要作用为滋肝阴、肾阴潜阳，作用较甲亢灵片强。可减轻或消除突眼、心悸怔忡、口渴多饮、机体消瘦、四肢震颤等症状。西医称为甲状腺功能亢进症等证。

主要成分：羚羊角、白芍、桑葚、天竺黄、香附、延胡索（醋炙）、玄参、黄精、黄药子、女贞子、青皮（醋炙）、石决明、天冬、地黄。

功能主治：育阴潜阳，豁痰散结，降逆和中。用于瘿病（甲状腺功能亢进）引起的突眼，多汗心烦，心悸怔忡，口渴，多食，肌体消瘦，四肢震颤等。

用法用量：口服。一次6克，一日2次。

## 愈三消胶囊

本品主要作用为滋肾阴、补肾阳、补中气。可用于糖尿病上消、中消、下消期。可减轻或消除多尿、多食、多饮、消疲、疲乏、腰膝酸痛等症状。即西医称为2型糖尿病的早、中、晚期，并可治疗糖尿病引发的周围神经炎、伤口久治不愈等证。

主要成分：生地黄、熟地黄、天冬、麦冬、红参、鹿茸、仙灵脾、天花粉、黄芪、知母、玄参等。

功能主治：养阴生津，益气活血。用于轻、中度2型糖尿病属气阴两虚挟瘀症者，症见口渴喜饮，易饥多食，疲倦乏力，自汗盗汗，舌质暗，有瘀斑，脉细数等。

用法用量：口服，1次8粒，1日3次。

注意事项：孕妇忌服。